WAS DER KÖRPER
ZU SAGEN HAT

FSC
www.fsc.org
MIX
Papier aus verantwortungsvollen Quellen
FSC® C014496

Verlagsgruppe Random House FSC® N00197
Das FSC®-zertifizierte Papier *Munken Premium Cream* für dieses Buch
liefert Arctic Paper, Munkedals

Hinweis
Die Informationen in diesem Buch sind von Autorin und Verlag sorgfältig erwogen und geprüft, dennoch kann eine Garantie nicht übernommen werden.
Eine Haftung der Autorin bzw. des Verlags und seiner Beauftragten für Personen-, Sach- und Vermögensschäden ist ausgeschlossen.

Projektleitung
Sarah Schultheis

Redaktion
Dr. Doortje Cramer-Scharnagl

Umschlaggestaltung und Fotos
* zeichenpool, München

Layout und Gesamtproducing
Lore Wildpanner, München

Druck und Bindung
GGP Media GmbH, Pößneck

Printed in Germany

ISBN 978-3-517-08908-9

9817 2635 4453 6271

Dr. Isa Grüber

WAS DER KÖRPER ZU SAGEN HAT

Ganzheitlich gesund durch achtsames Spüren

südwest

INHALT

Ein detailliertes Inhaltsverzeichnis finden Sie ab Seite 264.

EINLEITUNG

Vergangenheit ist,
wenn es nicht mehr wehtut.
MARK TWAIN

In unserem Körper ist unsere ganze Lebensgeschichte gespeichert, ein Schatz von Informationen. Dieses Buch beschreibt, wie wir diese Informationen aus dem Körpergedächtnis direkt zugänglich machen und nutzen können.

Der Körper als Wegweiser

Unser Körper kann uns den Weg weisen, wie wir mit Emotionen umgehen, Stress abbauen, traumatische Erfahrungen heilen, psychosomatische Beschwerden, sogar rätselhafte Symptome verstehen und verändern können.

Häufig erleben wir unseren Körper eher als eine Quelle von Unwohlsein, wenn er mit Schlafstörungen, hohem Blutdruck oder Prüfungsangst unsere Pläne durchkreuzt. Nervosität und innere Anspannung, die Unfähigkeit zu entspannen, machen vielen Menschen zu schaffen.

»Ich fahre oft hoch wie ein Computer und nicht mehr runter«, beschreibt es eine Klientin treffend.

Spürt man in diesem aufgedrehten Zustand nach innen, verstärken sich die Beschwerden meist noch. So leben viele Menschen stark im Außen, weil es für sie nur schwer erträglich ist, in sich zu gehen.

Doch Spüren mit dem Ziel der Heilung kann man lernen. Es ist ein gezieltes, achtsames Spüren – auf eine ganz bestimmte Art und Weise und zu einem bestimmten Zeitpunkt.

Spüren lernen

Wie kommt es, dass viele Menschen ihren Körper so wenig wahrnehmen – oder nur dann, wenn sie irgendwelche Beschwerden haben? Es gibt verschiedene Ursachen dafür. In meiner Praxis und in der Arbeit in einer psychosomatischen Klinik erlebe ich immer wieder, wie erleichternd es für meine Klienten ist, endlich zu verstehen, warum sie sich zum Beispiel nicht entspannen können, warum es für sie vielleicht sogar gefährlich wäre, sich weiter in die Entspannung hineinzubegeben.

Manche Menschen haben bei früheren traumatischen Erlebnissen als Schutz vor den überwältigenden Emotionen ihre Körperwahrnehmung abgeschaltet. Der Körper hat das Erleben von Ohnmacht und Angst jedoch gespeichert – und sobald die Betroffenen in ihren Körper spüren, tauchen die alten Empfindungen wieder auf. Für diese Menschen ist es besonders wichtig, nur ganz vorsichtig und in bestimmten Momenten in den Körper zu spüren. Sie können nur behutsam und in ihrem eigenen Tempo lernen, sich mit ihrem Körper anzufreunden.

Somatic Experiencing® (SE) – ein körperorientierter Ansatz

Dieses Buch wendet sich an alle, die unter einem dauerhaft erhöhten inneren Stresspegel, unter Übererregungssymptomen im weitesten Sinn leiden und auch dann nicht abschalten können, wenn der äußere Druck wegfällt. Durch den inneren Dauerstress entstehen viele verschiedene Stresssymptome wie Panikattacken, Schlafstörungen, Konzentrationsschwierigkeiten usw. An vielen Beispielen zeige ich auf, woher diese Beschwerden kommen und wie man durch gezieltes Spüren in Verbindung mit Gesprächen lernen kann, wieder »herunterzufahren«, innere Ruhe zu finden und ein angenehmes, wohliges Körpergefühl zu entwickeln. Das Buch kann jedoch auch gesprächsorientierten Therapeuten neue Möglichkeiten aufzeigen, wann und wie der Dialog mit dem Körper die Therapie ergänzen und bereichern kann.

Ich stelle Ihnen einen körperorientierten Ansatz vor: Somatic Experiencing® (SE) nach Dr. Peter Levine. Somatic Experiencing[1] bedeutet »Körperliches Erleben« oder »Den Körper erleben«. Wie alles Geniale ist auch diese Methode in ihren Grundprinzipien genial einfach. Zugleich ist sie in ihrer Anwendung höchst komplex. Sie erfahren, wie sie in der Praxis wirkt und wie man im Alltag von den Veränderungen profitieren kann.

Somatic Experiencing ist eine Methode, bei der sich die heilende Wirkung durch gezieltes Spüren entfaltet. Praxisnah zeige ich auf, was geschieht, wenn der Körper in die Psychotherapie miteinbezogen wird. Darüber hinaus beschreibe ich den Entwicklungsprozess, den man damit erleben kann. Das Ziel ist nicht, immer »gut drauf« zu sein, sondern mit natürlichen Tiefs besser umgehen zu können. Der Körper kann uns dabei helfen.

Die Weisheit unseres Körpers

Sobald wir bewusst in unseren Körper hineinspüren und dabei den urteilenden Verstand außer Acht lassen, erzählt der Körper uns seine Wahrheit. Spüren ist empfinden ohne zu bewerten. Wenn wir das wiederentdecken, gewinnen wir eine neue Lebensqualität.

---

1 Somatic Experiencing® ist eine eingetragene Marke. Im Folgenden wird auf die Wiederholung des Hinweises auf die Schutzrechte durch die Registered Trade Mark verzichtet.

So können wir unsere Ressourcen im Körper spüren – schöne Erinnerungen, unsere Träume, unsere wichtigsten Werte. In schwierigen Augenblicken können wir sie abrufen und so wieder Mut und Zuversicht gewinnen. Durch bewusstes Spüren wird es leichter, Zukunftsängste und -sorgen loszulassen und in der Gegenwart zu leben, denn der Körper ist immer im Jetzt.

Unsere Lebensgeschichte, vor allem unsere traumatischen Erfahrungen, hat nicht nur in unserer Seele Spuren hinterlassen, sondern ganz besonders auch in unserem Körper. Diese Spuren bleiben jahre- und jahrzehntelang im Körper gespeichert, unbearbeitet sogar ein Leben lang.

Wenn wir verstehen, was bei einem Trauma im Körper geschieht und wie das Nervensystem dadurch aus dem Takt gerät, können wir an dieser Stelle ansetzen und durch dosiertes Spüren und Erleben einen Heilungsprozess in Gang setzen. Die heilende Wirkung besteht darin, dass der Körper bislang festgehaltene Spannung nach und nach loslassen kann. Es stellen sich ein inneres Gleichgewicht und ein Gefühl von innerem Frieden ein. Der Körper unterstützt uns durch seine Selbstheilungskräfte, und wir können ihn unterstützen – durch achtsames Spüren.

Die Botschaften unseres Körpers

Immer besser sind wir dann in der Lage, dem Alltagsstress entgegenzuwirken, indem wir in unserem Körper und bei uns selbst bleiben und spüren, was für uns gut ist und was nicht. Wir können aus dem Hamsterrad aussteigen, uns hinsetzen und wahrnehmen, wie der Körper herunterfährt. Wir können mit heftigen Emotionen auf eine neue Art und Weise so umgehen, dass sie uns nicht länger überwältigen. Wir müssen sie nicht mehr blind ausagieren, verdrängen oder betäuben.

Sei es Traurigkeit nach einem Verlust oder einer Trennung, sei es große Angst oder Wut, die uns zu schaffen macht: Der

Körper kann uns dabei helfen, diese Emotionen zu *halten* und mit ihnen umzugehen.

> Emotionen »halten« bedeutet im Somatic Experiencing nicht, sie »festzuhalten« oder sie »auszuhalten«. Beim Halten schaffen Sie im Körper Raum für die gebundene Übererregung und erfahren, dass Sie selbst größer sind als diese Emotionen: Sie können sie einfach in sich selbst »da sein« lassen. Dieses Halten – wie eine Mutter ihr Kind hält oder wie ein Gefäß seinen Inhalt hält – ist ein wichtiger Schritt hin zum Abbau gebundener Ladung.

Wir können die Weisheit des Körpers nutzen, um seine Botschaften zu erkennen und zu verstehen. Wie oft überhören wir eine innere Stimme oder ein inneres Gefühl und treffen falsche Entscheidungen, manchmal mit fatalen Folgen. Mit einem guten Körperbewusstsein und vor allem mit Achtsamkeit für den Körper nehmen wir seine Warnsignale rechtzeitig wahr, bevor es zu spät ist.

Dem Körper Aufmerksamkeit schenken

Vor allem aber hören wir auf, nur zu funktionieren. Sobald wir ein Gespür für die eigenen Grenzen bekommen und sie ernst nehmen, laufen wir nicht so leicht Gefahr, in eine chronische Erschöpfung oder ins Burn-out zu geraten. Wenn es bereits zu spät ist und das Ausgebranntsein in vollem Gange, ist es umso wichtiger, sich auf sich selbst und die eigenen Grenzen zu besinnen und dem Körper endlich die Aufmerksamkeit zu schenken, die er braucht.

Mit uns selbst und unserem Körper verbunden zu sein, ist ein beglückendes Lebensgefühl. Wir sind belastbarer bei all den vielen alltäglichen Problemen. Wir fühlen uns lebendig bei allem, was wir tun und erleben. Wir können einfach sein. Wir müssen nicht länger im Außen kompensieren, was uns innen fehlt.

Wer sich mit dem Spüren schwertut, braucht hierfür eine kompetente und liebevolle Anleitung und Begleitung, um sich sicher zu fühlen. Für jeden Menschen ist es unterschiedlich leicht oder schwer, die Aufmerksamkeit bei den Körperempfindungen zu halten. Doch jeder kann es lernen, der sich darauf einlässt. Wie das genau geht, beschreibe ich in diesem Buch anhand vieler anonymisierter Praxisbeispiele.

Der Körper erinnert sich

Haben Sie sich schon einmal gefragt: Warum bin ich so geräuschempfindlich? Warum ist mir schnell alles zu viel? Warum kann ich so schlecht entspannen, warum bin ich fast immer angespannt? Warum leide ich seit Jahren unter Schlafstörungen? Warum bin ich so schreckhaft? Warum werde ich starr vor Angst in Situationen, die für andere völlig normal sind? Oder auch: Warum bin ich nicht wirklich in meinem Körper zu Hause? Warum *fühle* ich mich nicht?

Wenn Sie sich eine oder mehrere dieser Fragen schon gestellt haben und keine Antwort darauf wussten, könnte es sein, dass Sie unter den Folgen einer Traumatisierung leiden.

Unverarbeitetes Trauma

Viele Menschen leiden unter Traumafolgen, ohne es zu ahnen. Sie leiden unter bestimmten Symptomen, bringen diese aber nicht mit erlebten Traumata in Verbindung. Sei es, dass sie sich nicht daran erinnern können, weil die Traumatisierung in der frühen Kindheit geschah, sei es, dass nicht bearbeitete Traumata ihrer Eltern oder Großeltern nun bei ihnen Wirkung zeigen, sei es, dass das Erlebte als banal abgetan wird. Doch ihr Körper erinnert sich.

Wenn Klienten zum ersten Mal zu mir in die Praxis kommen, frage ich sie unter anderem, ob sie traumatische Erlebnisse gehabt haben. Meistens lautet die Antwort zunächst Nein. Später stellt sich dann vielleicht heraus, dass sie als kleines Kind bei einer Operation aus der Narkose aufwachten oder beinahe ertranken. Irgendwann erzählen sie, dass sie als Kind geschlagen wurden oder allein und verlassen im Krankenhaus liegen mussten. Dennoch ordnen sie diese Erlebnisse nicht als traumatisch ein. Auch nicht den Suizid des Bruders oder den Moment, als sie die Diagnose einer schweren Krankheit erfuhren, bei sich selbst oder einem nahestehenden Menschen.

Selbst wenn sie zu Angstzuständen neigen oder zum Alkohol greifen, um besser einschlafen zu können, sehen sie keinen Zusammenhang zwischen diesen Symptomen und traumatischen Vorerfahrungen in ihrem Leben. Dabei können uns schon ganz geringe Anlässe den Boden unter den Füßen wegziehen.

Das Trauma bleibt im Körper gebunden

Formulieren wir die Frage daher um: Haben Sie etwas erlebt, das Ihnen den Boden unter den Füßen weggezogen hat? Und reagieren Sie jetzt noch körperlich auf diese Erinnerung? Wird Ihnen heiß oder kalt? Ziehen Sie sich quasi innerlich zusammen? Ruft der Gedanke daran heftige Emotionen hervor oder steigt Ihre innere Spannung stark an?

Falls Ihre körperliche Reaktion gerade heftig war, lehnen Sie sich zurück, atmen Sie tief durch und schauen Sie sich ein wenig um, wo Sie gerade sind – in der Straßenbahn, im Sessel oder wo auch immer. Nehmen Sie Ihre Umgebung wahr, bis Sie merken, dass Sie innerlich ruhiger werden.

Vielleicht haben Sie soeben eine kleine Vorahnung davon

bekommen, dass Ihr Körper auch noch lange Zeit nach einem überwältigenden Erlebnis auf die bloße Erinnerung reagiert. Eine starke körperliche Reaktion ist ein Hinweis darauf, dass ein nicht verarbeitetes Trauma vorliegt.

Wir sind es gewohnt, den Begriff »Trauma« an der Schwere eines Ereignisses festzumachen. So denken wir, je schwerer beispielsweise ein Unfall war, desto größer müsse auch das erlittene Trauma sein. Doch das ist nicht so. Es gibt Menschen, die bestimmte Erlebnisse, durch die andere traumatisiert würden, relativ unbeschadet überstehen.

Es muss also eine andere Dimension geben, die nichts mit der Schwere des Ereignisses zu tun hat und die darüber entscheidet, ob wir traumatisiert werden oder nicht. Es ist die körperliche Dimension.

Traumata spielen sich in erster Linie auf der Körperebene ab. Ein unverarbeitetes Trauma bleibt im Körper gebunden. Es verursacht eine chronische Übererregung des Nervensystems. Wie diese entsteht, werde ich an späterer Stelle ausführlich erläutern.

Viele Beschwerden sind Traumafolgen

Ein unverarbeitetes Trauma verursacht vielfältige Symptome:
- eine chronische Übererregung des Nervensystems,
- einen dauerhaft erhöhten inneren Grundspannungspegel,
- die Neigung, leicht von den eigenen Emotionen überwältigt zu werden,
- psychosomatische Beschwerden wie Schlafstörungen, Panikattacken, die Unfähigkeit zu entspannen usw.,
- Phänomene wie Geräuschempfindlichkeit oder das Gefühl, keine Zukunft zu haben.

Der Körper kennt den Weg zur Heilung

Die gute Nachricht ist: Da ein Trauma in erster Linie ein körperliches Geschehen ist, kann es sich auch im Körper lösen. Wie das genau vor sich geht, beschreibe ich anhand vieler Beispiele aus der Praxis. Das bewusste, achtsame Spüren spielt dabei eine entscheidende Rolle.

Der Körper weist uns den Weg. Während der erhöhte Grundspannungspegel allmählich sinkt, gehen auch die Symptome zurück. Das Nervensystem steht nicht länger unter hoher Anspannung und hört auf, Übererregungssymptome zu produzieren. Wir können dann zum Beispiel immer besser entspannen, mit aufkommender Angst so umgehen, dass sie sich nicht mehr zur Panikattacke auswächst, und wieder tief und erholsam schlafen.

In der folgenden Geschichte lesen Sie, wie ein unbehandeltes Trauma über Jahrzehnte im Nervensystem »stecken bleibt« und vielfältige Symptome verursacht – und wie achtsame Körperwahrnehmung dazu führt, dass es sich lösen kann.

Immer noch auf der Flucht

Gabriele, Jahrgang 1936, litt unter Platzangst, häufigen Kopfschmerzen ohne medizinischen Befund und starken Verspannungen im Nacken. Besonders vor Reisen sei sie immer nervös und empfinde diesen Druck im Kopf unter dem Scheitel, der auf Augen und Ohren liege. Sie sei schon immer ein ängstliches Kind gewesen. Als sie neun war, seien sie in den Westen geflüchtet.

Heute erzählt Gabriele, dass sie bei einem Familienwochenende in einem schönen Hotel in der Nacht wieder eine Verkrampfung im Nacken gespürt habe und danach den altbekannten Kopfdruck. Sie habe keine Ahnung, woher die Beschwerden kämen. Sie wirkt resigniert.

Gemeinsam suchen wir nach einem Auslöser. Zunächst scheint es keinen zu geben. Am Abend sei sie noch schwimmen gegangen. Das Schwimmbad sei fast leer gewesen, außer ihr war nur ein Mann da, ein Hotelgast vom Nachbartisch, mit dem sie ein paar höfliche Worte wechselte. Irgendwann habe sie Angst bekommen und das Schwimmbad verlassen. In der Nacht waren dann erst die Nackenschmerzen und dann der Kopfdruck aufgetaucht.

Es gab also eine Kette: Angst – Verkrampfung im Nacken – Kopfdruck. Nur: Woher kam die plötzliche Angst im Schwimmbad?

Ihr fällt ein, dass sie irgendwann beim Schwimmen dachte: »Oh, wenn das nun doch nicht so ein friedlicher Mensch ist!« Sie weiß nicht, woher ihr dieser Gedanke gekommen ist.

Allmählich wird Gabriele bewusst, dass es das passive Verhalten des Mannes am Rand des Schwimmbeckens war. Er war ihr unheimlich, so als sei er auf dem Sprung, etwas Böses zu tun. Ich frage sie, wann sie schon einmal etwas Vergleichbares erlebt habe. Sie denkt nach, innere Bilder tauchen auf, und sie erinnert sich daran, dass sie schon in ihrer Kindheit in Thüringen Angst hatte – erst vor den Amerikanern und später vor den Russen. Ihr fällt kein konkretes Erlebnis ein. Doch plötzlich löst sich etwas.

»Das schlimmste Bild ist die Flucht. Wir wurden bei Dunkelheit über ein Feld gejagt. Es wurde geschossen. Ich weiß noch, wie Soldaten auftauchten und die Frauen Armbanduhren an sie ablieferten, die sie extra dafür gesammelt hatten. Ich dachte nur: ›Immer weiter, immer weiter!‹« Beim Erzählen zieht sie den Kopf zwischen die Schultern, duckt sich und beschreibt, dass sie jetzt Kopfdruck bekomme. Die Spannung im Raum steigt an. Es fühlt sich an, als erlebe sie in diesem Augenblick die Flucht noch einmal. Sie ist immer noch auf der Flucht.

Ich frage sie, wann sie sich damals das erste Mal wieder in Sicherheit gefühlt habe. »Im Tal«, erwidert sie nach einer Weile. »Im Tal waren wir in Sicherheit … Da waren Menschen, die auf uns zukamen und uns zu essen und zu trinken brachten … Dann wurden wir in ein Auffanglager gebracht. Es war einfach, aber wir hatten alles, was wir brauchten.« Als Gabriele davon erzählt, nimmt die Spannung im Raum allmählich ab.

Ich möchte wissen, wo im Körper sie die Sicherheit spüren kann. »Kann es sein, dass Sie jetzt ein bisschen schwerer im Sessel sitzen?« frage ich. Sie blickt mich erstaunt an: »Jetzt, wo Sie es sagen, ja. Ich sinke schwerer in den Sessel … Meine Schultern werden lockerer … Der Druck im Kopf wird weniger …« Ich bitte sie, sich Zeit zu geben und all diesen Empfindungen nachzuspüren, ohne dabei irgendetwas beeinflussen zu wollen. Wir sitzen schweigend einige Minuten zusammen, und Gabriele wird immer ruhiger. Dann meint sie: »Jetzt habe ich das Gefühl, ganz schwer gearbeitet zu haben.«

Nach einer Weile lenke ich ihre Aufmerksamkeit zurück zu der Fluchtszene und frage sie, wie sie diese Erinnerung jetzt erlebt. Sie senkt den Kopf, konzentriert sich und blickt nach einer Weile erstaunt auf.

»Die inneren Bilder sind die gleichen geblieben, aber wir haben es ja geschafft!« Ihre Augen blitzen. »Wir haben es geschafft!«, wiederholt sie ein paarmal, während sich diese Erkenntnis langsam in ihr setzt und sie noch einmal spüren kann, wie innerlich eine Last von ihr abfällt.

Gabriele ist in der Gegenwart angekommen. Sie kann an die Fluchtszene denken und ist sich dabei gleichzeitig bewusst, dass sie es geschafft haben. Sie ist nicht länger auf der Flucht.

An diesem Beispiel ist deutlich zu erkennen, dass der Körper extrem belastende Erfahrungen nicht vergisst, auch nicht nach Jahrzehnten. Er speichert sie in den Muskeln und im Nervensystem. Sie sind jederzeit abrufbar, und die gleichen starken Emotionen von damals flackern sofort wieder auf.

Daueralarm im Nervensystem

Das Nervensystem bleibt so lange in Alarmbereitschaft, bis es erfährt, dass die Gefahr vorüber ist. Konkret bedeutet das: Solange dieser Prozess in ihrem Körper und vor allem im Nervensystem nicht zum Abschluss gekommen ist, lebt Gabriele mit dem Gefühl, immer noch auf der Flucht zu sein.

Ihr Körper bleibt weiter in Alarmbereitschaft, glaubt, es könne jederzeit eine Kugel kommen und alles sei dann vorbei. Und die Kugel kommt von einem Mann, der reglos ist und dabei »auf dem Sprung, etwas Böses zu tun«. Von hier ging die Bedrohung aus. Genau in diese Kerbe schlug der ahnungslose Hotelgast im Schwimmbad, der sich am Beckenrand festhielt und Gabriele den Rücken zudrehte, sodass sie seine Mimik und Gestik nicht einschätzen konnte. Mit seinem Verhalten war er unbeabsichtigt der Auslöser, der Trigger, für das Auftauchen der alten Körpererinnerung. Gabrieles Nervensystem reagierte mit Alarm und setzte die Kette von Angst, Verkrampfung im Nacken und Kopfdruck in Gang.

Die Erinnerung friert ein

In der Erinnerung an die Flucht waren automatisch die mit Todesangst beladenen Körpererinnerungen von Kopfeinziehen und einer Art »Augen zu und durch« da. Doch die Flucht ist gut ausgegangen, die Familie hat überlebt – nach außen unversehrt – und konnte sich in Sicherheit bringen. Trotzdem ist Gabrieles innerer Fokus weiterhin auf die lebensbedrohlichen Momente gerichtet. Die Erinnerung friert ein zu einem oder einigen wenigen Schnappschüssen, wie zum Beispiel schemenhaften Gestalten von Männern: Soldaten, die gleich etwas Böses tun, nämlich schießen.

Erst wenn der Körper die seit dem traumatischen Erlebnis festgehaltene Anspannung *entladen* hat, kann er diese extrem bedrohliche Erfahrung abschließen. Wir brauchen also einen Weg, um diesen Prozess in Gang zu setzen. Dieser Weg ist bewusstes und zielgerichtetes Spüren zu ganz bestimmten Zeitpunkten.

Vielleicht ist Ihnen aufgefallen, wann ich Gabriele einlud,

ihre Körperempfindungen wahrzunehmen. Es war nicht bei der Erinnerung an die Flucht, als sie in höchster Angst den Kopf einzog – eine instinktive Bewegung, mit der wir bei Gefahr unsere Halsschlagader schützen. An dieser Stelle waren die unangenehmen Empfindungen bereits sehr intensiv und durften auf keinen Fall durch weiteres Spüren verstärkt werden. Vielmehr fragte ich Gabriele, wann sie sich wieder in Sicherheit gefühlt habe, und sie nannte das Tal mit den Häusern und den Menschen, die sie aufnahmen und ihnen zu essen gaben.

Gezieltes Spüren hilft dem Nervensystem

An dieser Stelle ist Hinspüren angesagt. Dabei ist es entscheidend, wo Gabriele das Gefühl von Sicherheit im Körper empfindet und wie es sich genau anfühlt. Diesen Empfindungen geben wir dann Zeit und Raum.

Da das Nervensystem die Erregung dauerhaft gebunden hat, brauchen wir ein Gegengewicht, und das ist das Gefühl von Sicherheit im Körper. Wenn diese Empfindungen – ein warmes Gefühl im Bauch, ein erleichtertes Zusammensacken des Oberkörpers usw. – gespürt werden, mit Ruhe und Zeit, wird auch in der Körpererinnerung die Flucht zum Abschluss gebracht. Der Körper registriert: Ich muss nicht mehr um mein Leben rennen, ich muss nicht mehr den Kopf einziehen, damit mich keine Kugel am Hals trifft. Ich bin angekommen an einem sicheren Ort, bei Menschen, die für mich sorgen.

Der entscheidende Punkt ist, die Empfindung von Sicherheit im Körper wahrzunehmen und zu spüren. Wir geben ihr so viel Zeit, wie sie braucht, und so kann sie sich langsam im ganzen Körper ausbreiten und den Nervenzellen die Botschaft vermitteln: Wir sind in Sicherheit. Wir haben es geschafft. Dieser Prozess braucht Zeit, um zu sacken. Neurobiologisch gesehen entstehen dabei neue neuronale Netzwerke, die mit dem Gefühl von Sicherheit verbunden sind.

Überreagieren als Hinweis

Vielleicht erscheint Ihnen diese Geschichte weit weg von Ihrem Lebensalltag. Vielleicht kennen Sie Geschichten von Flucht bestenfalls von Ihrer Oma oder aus dem Kino. Doch es geht mir in diesem Beispiel gar nicht in erster Linie um das konkrete Ereignis Flucht, sondern vielmehr um die Art und Weise, wie unser Körper Erinnerungen speichert und in alten, längst überholten Reaktionsmustern feststeckt.

In meiner Praxis arbeite ich mit Klienten, die voll im Leben stehen, ihren Alltag meistern und dennoch oft einen großen Leidensdruck mit sich herumtragen. Bei näherem Hinsehen verbirgt sich dahinter in den meisten Fällen eine Traumageschichte.

Immer wenn jemand »überreagiert«, das heißt, mit heftigen, der Situation nicht angemessenen Emotionen oder mit starken Körpersymptomen auf etwas reagiert, ist das ein Hinweis auf unabgeschlossene traumatische Vorerfahrungen. Ein altes Thema wird aktiviert, und die Reaktion ist angemessen für die damalige Gefahr. Mit der aktuellen Situation hat sie nicht viel zu tun.

Alles Mögliche kann ein Trigger sein – das Erleben oder das Miterleben eines Unfalls oder von Gewalt, live oder im Fernsehen, aber auch eine harmlose Bemerkung, ein Geräusch oder Geruch, ein Gesichtsausdruck etc. Ganz besonders existenzielle Themen wie ein Verlust oder eine Trennung, aber auch finanzielle und gesundheitliche Probleme berühren diesen sensiblen Bereich. Wie wir darauf reagieren, hängt von vielen Faktoren ab – doch ganz entscheidend davon, wie viele unverarbeitete Traumata noch in unserem Körper gespeichert sind.

Harmlose Trigger

Warum springt der eine heftiger und schneller an als der andere? Das hat mit der Höhe des inneren Stresspegels zu tun.

Dieser hängt nicht nur von den äußeren Lebensumständen ab, sondern auch davon, wie viel Anspannung durch unabgeschlossenes Trauma noch im Körper festgehalten wird.

Dieser innere Spannungspegel entscheidet darüber, wie leicht bei uns eine Reaktion getriggert werden kann, das heißt, wie leicht irgendeine Sinneswahrnehmung von uns automatisch als bedrohlich eingestuft wird und uns in höchste Alarmbereitschaft versetzt.

Auf einer Stress-Skala von 0 bis 10 können Sie genau erkennen, bis wohin der grüne Bereich geht und ab wann unsere Reaktionen überwiegend von traumatischen Erinnerungsmustern gesteuert werden. Im nächsten Kapitel lesen Sie mehr darüber, was geschieht, wenn man nicht mehr im grünen Bereich ist, und wie man wieder dorthin zurückkommen kann – mit der Hilfe des Körpers.

ANSPANNUNG ENTLADEN

Was man zu verstehen gelernt hat,
das fürchtet man nicht mehr.
MARIE CURIE

Sind Sie noch im grünen Bereich?

Halten Sie kurz inne und richten Sie Ihre Aufmerksamkeit ganz auf sich selbst. Ich möchte Sie zu einem kurzen Moment der Selbstwahrnehmung einladen und Ihnen drei Fragen stellen.

Drei Fragen

Die *erste Frage* lautet: Wo sind Sie jetzt gerade auf einer Skala von 0 bis 10, was Ihren inneren Stresspegel angeht?

0 ist vollkommen entspannt, 10 ist Ihr Maximum an Anspannung. Am besten beantworten Sie die Frage spontan, ohne lange nachzudenken. Machen Sie sich im Augenblick keine Gedanken, ob Ihre Antwort hundertprozentig stimmt und was sie bedeutet. Später werden Sie mehr über die einzelnen Werte auf der Skala erfahren und Ihre Zahl einordnen können.

Schauen wir uns nun Ihr Ergebnis genauer an: Ist dieser momentane Stresspegel zurzeit für Sie normal oder ist er jetzt gerade höher, weil Sie sich über etwas ärgern oder aufregen? Ist er im Augenblick niedriger als normal, weil Sie gerade den zweiten Saunagang hinter sich haben und sich auf ein langes Wochenende freuen?

Die *zweite Frage* lautet daher: Wie hoch ist Ihr Grundspannungspegel in letzter Zeit normalerweise?

Auf meine Frage, wie hoch er seinen Stresslevel auf der Skala von 0 bis 10 einstufen würde, beschrieb sich ein kurz vor dem Burn-out stehender erfolgreicher Geschäftsmann: »Vor ein paar Jahren war ich normalerweise auf 2. Dann ist der Stress in den letzten Jahren kontinuierlich von 2 auf 8 angestiegen. Jetzt muss ich etwas tun.«

Mit dem Stresslevel ist hier nicht äußerer Stress gemeint, also die Fülle oder Schwierigkeit der anstehenden Pflichten und Anforderungen im Leben. Es geht um das innere Empfinden von Stress im Körper. Dieses zeigt sich zum einen in der Anspannung von Muskeln, die oft zum Dauerzustand geworden ist und gar nicht mehr wahrgenommen wird, zum Beispiel in chronisch hochgezogenen Schultern. Zum anderen äußert sich innerer Stress darin, dass das Nervensystem hochgradig erregt ist und nicht mehr herunterfahren kann.

Die *dritte Frage* lautet demzufolge: Wann waren Sie das letzte Mal bei 2, 1 oder 0 auf der inneren Stress-Skala?

Immer unter Strom

Vielleicht kennen Sie es aus eigener Erfahrung. Sie sehnen sich nach Ihrem Urlaub und können doch in den ersten Tagen die Ruhe gar nicht richtig genießen. Sie brauchen einige Zeit, bis Sie innerlich ruhiger werden und anfangen sich zu erholen.

Keine Termine, keine Verpflichtungen. Endlos Zeit. Tun können, was man will. Endlich mal richtig entspannen. Wenn man innerlich auf Hochtouren läuft, geht das gar nicht. Die äußere Ruhe ist schwer zu ertragen, weil sich innen alles weiterdreht.

Wenn der Stress nicht mehr von außen kommt, hat man keine Ausrede mehr. Dann ist es ganz klar: *Der Stress ist in mir.*

Wohin geht der Trend bei Ihnen?

Meine Klienten wissen fast immer sofort, wo sie sich auf der Stress-Skala von 0 bis 10 einstufen. Ebenso haben sie ein Gespür dafür, wann sie das letzte Mal bei 2, 1 oder gar 0 waren, ob das häufig oder selten in ihrem Leben vorkommt oder auch gar nicht. Diese Werte sind sehr aufschlussreich. Sie sagen viel darüber aus, wie sich jemand im Augenblick und generell in seinem Leben fühlt.

Wir alle können uns von Zeit zu Zeit fragen: Bin ich, auch wenn mein Alltag stressig ist, zwischendurch in der Lage herunterzufahren? Wann war ich das letzte Mal bei 2? Oder noch tiefer auf der Skala? Kenne ich das überhaupt?

Wenn Sie die erste und die letzte Frage für sich mit Ja beantwortet haben, herzlichen Glückwunsch! Lautet Ihre Antwort Nein, werden Sie im Lauf der Lektüre dieses Buches immer besser verstehen, warum Sie auf einem hohen inneren Stresslevel bleiben und was dabei in Ihrem Körper vor sich geht. Sie werden einen neuen Weg kennenlernen, wie Sie diesen Zustand mit Hilfe Ihres Körpers verändern können.

Wenn Sie Ihren inneren Spannungspegel der letzten Jahre betrachten, wohin geht der Trend bei Ihnen? Was schätzen Sie, sind Sie auf der Stress-Skala noch im grünen Bereich oder schon im roten?

Ich funktioniere bis zum Umfallen

Anna redet in großem Redefluss und mit hoher Stimme. Ihr Spannungspegel liegt bei 7, das ist für sie normal. Sie beschreibt sich so:

»Ich funktioniere, bis ich umfalle. Ich merke nicht, dass mir kalt wird oder ich Hunger und Durst habe. Ich habe kein Gefühl dafür, wann ich aufhören muss. Mein Mann sagt zu mir: ›Du hast einen 48-Stunden-Tag‹. Schon mein kleiner Sohn sagt zu mir: ›Hetz mich nicht so!‹«

Und so fühlt sie sich gerade: Ein Pulsieren in der Herzgegend, wie ein Schmetterling. »Ich kenne mich gar nicht anders als aufgeregt. Selbst wenn ich sitze, bin ich atemlos.«

Der ursprüngliche Sinn des Funktionierens

Wenn wir »funktionieren«, sind wir von unseren Bedürfnissen abgekoppelt. Anna beschreibt, dass sie nicht mehr merkt, wenn sie friert oder Hunger und Durst hat. Ihre Körperwahrnehmung ist ausgeblendet, »dissoziiert«.

Betrachten wir dieses Phänomen einmal mit dem neutralen Blick des Biologen. Das Dissoziieren, also die Fähigkeit, Teile unserer Wahrnehmung auszuschalten, ist ein evolutionäres Erbe, das in unseren Genen verankert ist. Es ist ein Notfallmechanismus, der es uns ermöglicht, mit extremem Stress und Trauma weiterzuleben. Es ist ein Schutz vor zu starken Gefühlen oder Körperempfindungen, die uns überwältigen könnten – also eine Gnade der Natur, die uns schmerzunempfindlich macht. Sie lässt uns weiterleben, egal, was passiert ist. Sie sorgt dafür, dass wir funktionieren können, für unsere Kinder sorgen, unseren Alltagsgeschäften nachgehen, ein von außen gesehen normales Leben führen.

Nach außen ruhig, innerlich auf Hochtouren

In der Natur ist das Dissoziieren ursprünglich für einen begrenzten Zeitraum gedacht, als Notmaßnahme, nicht als Dauerzustand. Denn das Nervensystem läuft dabei auf Hochtouren. Auch jemand, der nach außen völlig ruhig wirkt, kann innerlich hochgradig erregt sein.

Wir dürfen uns von einer ruhigen Fassade nicht täuschen lassen. Dahinter kann sich eine explosive Mischung aus Stress und Emotionen verbergen. Wenn ein Klient ganz ruhig dasitzt und trotzdem sagt: »Ich bin bei 8«, weiß ich, dass in dieser äußerlich ruhigen Person heftige innere Kämpfe vor sich gehen.

Die Stress-Skala von 0 bis 10

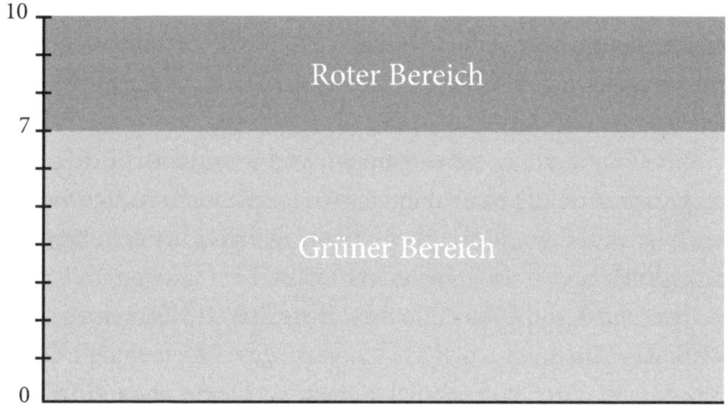

Abb. 1: Roter und grüner Bereich auf der Stress-Skala

Den eigenen Spannungspegel auf einer Skala einzustufen, hilft, sich und andere besser kennenzulernen. Wir können dann einschätzen, wann wir noch im grünen Bereich sind und wann wir Gefahr laufen, in den roten Bereich zu kommen – auf Dauer ein nicht nur unangenehmer, sondern zudem unberechenbarer Zustand. Auch mit anderen Menschen können wir anders umgehen, wenn wir berücksichtigen, ob sie gerade im grünen oder im roten Bereich sind.

Gelassen oder geladen?

Die Grenze zwischen grünem und rotem Bereich auf der Stress-Skala liegt bei 7. An einer alltäglichen Situation möchte ich verdeutlichen, wie sich unser Stresspegel auf der Skala bewegt. Während Sie lesen, lade ich Sie ein, gleichzeitig wahrzunehmen, was dabei in Ihrem Körper geschieht.

Stellen Sie sich vor, Sie fahren zum Flughafen, um eine Freundin abzuholen. Sie sitzen entspannt im Auto, hören Ihre Lieblingsmusik und freuen sich auf einen gemütlichen Abend mit Ihrer Freundin. Ihr Stresslevel ist vielleicht bei 3.

Plötzlich wird der Verkehr vor Ihnen langsamer, und Sie sehen nur noch rote Bremslichter vor sich. Allmählich kommen alle Autos zum Stehen; Sie fragen sich, ob Sie es noch rechtzeitig zum Flughafen schaffen. Ihre Anspannung steigt ungefähr auf 5.

Eine Viertelstunde ist vergangen, und Sie sind mit Stop-and-go gerade einmal zwei Kilometer weitergekommen. Sie sind in leichter Panik, sogar die Musik nervt Sie. Eine typische Stresssituation, in der das Nervensystem Alarm schlägt und den Körper auf Kampf oder Flucht vorbereitet. Ihr Stresspegel ist wahrscheinlich auf 6 oder 6,5 angestiegen. Doch noch hoffen Sie, dass sich der Stau schnell auflöst. Sie haben noch nicht das Gefühl, der Situation völlig ausgeliefert zu sein. Noch sind Sie im grünen Bereich.

Nehmen wir an, Sie hören jetzt im Verkehrsfunk, dass Sie in einem zehn Kilometer langen Stau stecken und keine Chance haben, rechtzeitig zum Flughafen zu kommen. Die meisten von uns empfinden in einem solchen Augenblick massiven Stress und ein Gefühl großer Hilflosigkeit – auf der Skala vielleicht 7 oder 8. Auch wenn Sie sich mit dem Verstand sagen, dass nichts wirklich Schlimmes passiert, reagiert Ihr Körper mit Alarm. Das Schlimmste dabei ist das Gefühl von Hilflosigkeit. Sie sind geladen, können aber nichts tun und bleiben auf Ihrem Stress sitzen. Jetzt sind Sie im roten Bereich.

Nach einer Weile fällt Ihnen ein, dass Sie mit Ihrem Handy im Internet nachsehen könnten, ob das Flugzeug Ihrer Freundin pünktlich ankommt. Sie haben Glück: Es hat eine Stunde Verspätung. Bis dahin schaffen Sie es sicher, am Flughafen zu sein. Schon dieser Gedanke genügt, um Sie aus der Hilflosigkeit wieder in die Kraft zu katapultieren. Sie ärgern sich kurz über sich selbst, dass Sie nicht schon zu Hause auf die Idee gekommen sind, den Flugplan zu checken, aber die Erleichterung überwiegt schnell wieder. Sie beruhigen sich, Ihr Stresspegel fällt wieder in den grünen Bereich, zunächst auf 6 und schließlich noch weiter nach unten.

Die Anspannung in Ihren Muskeln lässt nach, und Sie spüren, wie etwas von Ihnen abfällt. Allmählich beruhigen Sie sich und merken, wie auch Ihr Herzschlag, Ihr Puls und die Atmung langsamer werden und sich normalisieren.

Stau im Straßenverkehr und Zeitdruck – eine ganz normale Alltagssituation, wie wir sie in ähnlicher Form jeden Tag erleben können. Auch wenn Sie gerade gemütlich zu Hause im Sessel sitzen, haben Sie vielleicht beim Lesen spüren können, dass Ihr Körper auf die vorgestellte Situation reagiert. Für unser Gehirn macht es keinen großen Unterschied, ob wir in einer echten oder in einer nur vorgestellten Stresssituation sind.

Daher schlage ich Ihnen vor, dass Sie sich zurücklehnen und sich umschauen, wo Sie sich gerade aufhalten. Bemerken Sie dabei auch kleine Details um sich herum, Dinge, die Sie besonders gern mögen. Nehmen Sie wahr, wie Sie auf Ihrem Stuhl oder Sessel sitzen.

Wenn Sie beim Lesen spüren konnten, wie Ihr Puls mit hochging und sich Ihre Muskeln anspannten, können Sie jetzt vielleicht auch wahrnehmen, wie Ihr Körper wieder herunterfährt. Wenn Sie sich wieder ganz sicher fühlen, kann es sein, dass Sie merken, wie es in den Beinen kribbelt und die Füße warm werden. Vielleicht nehmen Sie auch einfach nur wahr, dass Sie irgendwie ruhiger werden, sei es, dass einige Muskeln weniger angespannt sind oder dass Sie tiefer atmen. Wenn Sie im Körper gerade nichts spüren, ist es auch in Ordnung.

Im Lauf der Lektüre dieses Buchs werden Sie der Stress-Skala von 0 bis 10 immer wieder begegnen. Sie hilft einzustufen, wie gelassen oder geladen man gerade ist. Sie zeigt, wie sich der Grad der inneren Anspannung verändern kann und wie man diese Fähigkeit des Körpers beim Umgang mit Stress bewusst nutzen kann.

Im grünen Bereich

Solange wir im grünen Bereich sind, erleben wir vielleicht Stress und stehen unter Druck, können aber dabei noch klar denken und den Überblick behalten. Gehirnphysiologisch betrachtet stehen uns alle Fähigkeiten unseres Großhirns, unseres Verstandes zur Verfügung. Wir haben Ideen, wie man ein Problem löst oder suchen nach Lösungen. Wir haben vielleicht Angst oder empfinden Wut, können sie aber kontrollieren. Wir sind gefordert, aber noch nicht überfordert. Wir sind voll handlungsfähig und können unsere Handlungen überdenken und abwägen. Wir sind aktiv und setzen unsere Ideen um, wenn uns das sinnvoll erscheint.

Der grüne Bereich von 0 bis zu 7, der Grenze zum roten Bereich, umfasst eine große Spannbreite und fühlt sich höchst unterschiedlich an. Er reicht von Tiefenentspannung bis hin zu einem als ziemlich unangenehm empfundenen Stresslevel, wie wir an dem Beispiel mit dem Stau sehen können.

Manchmal werde ich gefragt, ob 0 nicht Depression bedeutet. Doch 0 ist das absolute Gegenteil davon. Depression ist mit einem hohen inneren Stresslevel verbunden und gleichzeitig mit tiefer Ohnmacht. Auf der Stress-Skala bei 0 zu sein, ist dagegen ein Gefühl tiefen Friedens mit sich und der Welt. Die Gedanken sind zur Ruhe gekommen, man ist ganz in seinem Körper, und alle Sinne sind wach. Es ist ein Gefühl, nichts tun zu müssen, und trotzdem macht man in Ruhe die Dinge, die anstehen.

Den Level 4 dagegen möchte ich als das Gefühl einer leichten, kaum wahrnehmbaren Selbstkontrolle beschreiben. Die Muskeln sind in leichter Daueranspannung, der Atem geht etwas flach. Unterschwellig vorhandene Emotionen, wie zum Beispiel Existenzangst, wirken latent belastend. Je nach Art dieser kaum wahrgenommenen Emotionen ist zum Beispiel ein leichter Kloß im Hals oder ein Druck im Magen spürbar. Die

Verbindung mit sich selbst ist nur noch teilweise vorhanden, sie wird überlagert von dem leisen Gefühl, auf der Hut sein zu müssen.

Im roten Bereich

Während wir im grünen Bereich noch agieren können, ist es im roten Bereich eher ein Reagieren. In ganz alltäglichen Situationen laufen wir Gefahr, in den roten Bereich zu geraten: Das Internet funktioniert nicht, die Warteschleife der Hotline strapaziert unsere Nerven, wir haben finanzielle Sorgen, und dann geht noch die Waschmaschine kaputt, der Chef schreit uns an, das Chaos im Kinderzimmer usw.

Im roten Bereich ist unser Organismus im Notfallmodus. Je höher auf der Skala wir uns befinden, desto unerträglicher ist der damit verbundene innere Stress. Eine Klientin beschreibt 7 so: »… als wenn ich ganz viel Kaffee getrunken hätte, es wühlt mich alles auf.« Bei 7,5 oder 8 merken wir vielleicht, dass wir keinen klaren Gedanken mehr fassen können oder ein bisschen wie im Nebel sind. Wir sind kopflos.

Eine 9 auf der Stress-Skala fühlt sich existenziell bedrohlich an. Eine Klientin beschreibt es als »das Gefühl, ich bin kurz vor dem Durchdrehen«. Ein Klient sagt: »Ich habe oft so Zustände, als ob ich explodiere«, und macht dabei eine Geste, als flöge sein Kopf auseinander. In diesem Zustand ist man kaum noch Herr seiner Sinne.

Ich habe das Gefühl, ich muss sofort reagieren

Brigitte ist in eine unsägliche Scheidungsgeschichte verwickelt. Die Streitigkeiten mit ihrem Noch-Ehemann ziehen sich seit anderthalb Jahren hin. Immer neue Schreiben der Anwälte gehen hin und her. Ihre Nerven liegen blank, und sie ist verzweifelt. Sobald ein Brief von ihrem Anwalt kommt, ist sie außer sich.

»Ich könnte dann sofort eine wütende Mail an meinen Mann

schreiben oder anrufen oder losschreien. Inzwischen weiß ich, dass mich das nicht weiterbringt, und kann mich beherrschen, aber es ist kaum auszuhalten. Ich habe das Gefühl, ich muss sofort reagieren.«

Das Thema ist so aufgeladen, dass der geringste Anlass – ein Reizwort, manchmal nur ein Gedanke – genügt, um Brigittes Stresspegel ein ganzes Stück nach oben zu treiben. Sie sieht bei dem Thema Scheidung rot. Sie ist im roten Bereich und damit im Notfallmodus.

Der Notfallmodus

Was heißt »Notfallmodus«? Ein etwas vereinfachtes, aber in der Praxis hilfreiches Modell beschreibt das menschliche Gehirn als in drei Abschnitte geteilt:

- den Hirnstamm, unseren entwicklungsgeschichtlich ältesten Gehirnteil, unser »Reptiliengehirn«, das für grundlegende Lebensfunktionen wie Atmung, Herzschlag, Nahrungsaufnahme und Darmtätigkeit zuständig ist,
- das limbische System, unser »emotionales« Gehirn,
- das Großhirn oder den Neokortex, Sitz des Denkens, Planens, Lernens etc., also unseren Verstand.

Wenn wir im Notfallmodus sind, bedeutet das, dass unser Verstand abschaltet. Unser emotionales Gehirn und unser Reptiliengehirn übernehmen das Kommando, um unser Überleben zu sichern.

Bemerken wir zum Beispiel beim Spazierengehen im Wald ein schwarzes Etwas, das eine Schlange sein könnte, erschrecken wir, und unser Körper reagiert sofort. Er wechselt in den Notfallmodus: *Kämpfen, Fliehen oder Erstarren*. In diesem Fall macht Kämpfen keinen Sinn, also bleiben noch die Möglichkeiten Fliehen oder, wenn das nicht möglich ist, die Erstarrung. In dieser Schreckmillisekunde kann es für das Überleben entscheidend sein, sofort zu reagieren und nicht erst zu überlegen oder genauer hinzuschauen, ob die vermeintliche Schlange nicht doch nur ein Ast ist. In einer potenziell lebensgefährlichen Situation ist unser Verstand zu langsam. Deshalb wird er zugunsten unserer Notfallfunktionen abgeschaltet.

Ein Kennzeichen des Notfallmodus ist also das *sofortige automatische Reagieren.* Hierbei handelt es sich nicht um ein überlegtes Handeln auf der Basis innerer Wahlmöglichkeiten, sondern um ein Automatikprogramm, das uns von der Natur zum Schutz unserer Spezies mitgegeben wurde. Auch wenn es nüchtern betrachtet keinen Sinn macht, mit Kanonen auf Spatzen zu schießen, zum Beispiel auf einen Brief mit dem Empfinden von Lebensgefahr zu reagieren, passiert genau das, wenn der Stresspegel in den roten Bereich steigt.

Das Problem ist die Ladung …

Für Brigitte war es eine Erleichterung, diese Zusammenhänge zu verstehen. Es half ihr, ihr inneres Aufbrausen und ihren unwillkürlichen Drang, sofort reagieren zu müssen, zu verstehen und sich nicht dafür zu verurteilen. Sie erkannte, dass das Problem – unabhängig von den Fakten – die »Ladung« ist. Das Thema »Scheidung« war für sie so weit aufgeladen, dass manchmal schon eine Kleinigkeit dazu führte, dass sie außer sich geriet und nicht mehr klar denken konnte.

Im roten Bereich sind wir von Emotionen überflutet, meist von Angst, Wut oder Hilflosigkeit. Wir agieren nicht, wir reagieren. Wir werden zum Spielball unseres eigenen Stresses, unserer körperlichen Ladung und unserer Emotionen. Wir sollten dann nicht sofort handeln und schon gar keine weitreichenden Entscheidungen treffen, sondern erst herunterfahren, soweit das möglich ist. Es reicht schon, in den grünen Bereich zurückzukommen und wieder klar denken zu können.

Im roten Bereich ist man nicht oder nur schwer ansprechbar. Die Sinneswahrnehmungen sind eingeschränkt, man ist auf Notfall gepolt und kann die innere Ladung kaum halten. Eine solche Ladung birgt die Gefahr von Gewalt, gegen andere und gegen sich selbst – die Sicherung brennt durch. Mit Gewalt meine ich hier destruktives Verhalten im weitesten Sinne, auch Worte oder eisiges Schweigen als Ausdruck innerer Härte. Der Umgang mit Menschen mit einer dauerhaft hohen Ladung ist aufreibend, insbesondere für Menschen, die sich schwer abgrenzen können.

Doch warum bleibt der eine gelassen, wenn ein anderer schon in die Luft geht? Ist es nur eine Sache des Temperaments, ob jemand cholerisch ist, also auf einem inneren Pulverfass sitzt, das jederzeit explodieren kann? Genügt es zu lernen, die eigenen Impulse zu kontrollieren, oder sitzt die eigentliche Ursache tiefer?

... und hier besonders der Grundspannungspegel

Ich bin davon überzeugt, dass es entscheidend darauf ankommt, wie hoch der allgemeine Grundspannungspegel ist. Ist jemand normalerweise bei 1 oder 2 und erhält dann einen Brief oder eine Mail mit einem belastenden Inhalt, steigt der Pegel vielleicht auf 4 oder 5 an. Hält sich jemand aber ohnehin schon die meiste Zeit bei 5 oder 6 auf, steigt er im Nu in den roten Bereich, und hier wird der Notfallmodus aktiviert.

Aus diesem Grund ist es so wichtig, für einen nicht zu hohen Grundstresspegel zu sorgen. Unsere Probleme lassen sich leichter lösen, wenn wir entspannt sind und einen klaren Kopf haben. Dann können wir agieren und müssen nicht reagieren.

Doch für viele ist das leichter gesagt als getan. Es gibt nämlich außer permanentem äußerem Stress noch eine tiefer liegende Ursache für einen ständig hohen Stresslevel: unverarbeitete Traumata, die noch im Körper gebunden sind und für einen inneren Daueralarm sorgen, so wie bei Gabriele, die gefühlt ihr Leben lang auf der Flucht war. Sie sorgen für den sogenannten posttraumatischen Stress, und der lässt sich nicht so einfach durch Entspannungsübungen abstellen. Im Gegenteil, zu viel Entspannung kann manchmal gefährlich sein.

Warum manche Menschen besonders stressanfällig sind

Haben Sie sich schon einmal gefragt, warum Sie so stressanfällig sind? Warum Sie in manchen Zeiten innerlich unruhig sind und nicht entspannen können? Warum Sie in der letzten Zeit so schnell im roten Bereich sind und sich dann nur schwer wieder beruhigen können? Warum Sie schlecht schlafen und am Morgen nicht erholt aufwachen?

Wir sind unterschiedlich belastbar. Manche von uns haben ein eher dünnes Nervenkostüm und sind dadurch schneller erschöpft als andere. Doch auch Menschen mit einer robusteren nervlichen Ausstattung können irgendwann an ihre Grenzen kommen. Ist Stressanfälligkeit vor allem eine Frage der Persönlichkeit und der Konstitution? Welchen Einfluss hat dabei die eigene Lebensgeschichte?

Hinter akutem Stress steckt häufig chronischer Stress

Will man verstehen, woher Stressanfälligkeit kommt, lohnt es sich, einen Blick auf die bisherige Lebensgeschichte zu werfen.

Ich war schon immer angespannt, auch als Kind

Hugo ist ein dynamischer Mittvierziger und mit seinem Leben sehr zufrieden. Er hat ein glückliches Familienleben, ein schönes Haus und eine florierende Firma. Er sieht gesund und attraktiv aus. Doch es gibt ein Problem, das ihn mehr und mehr belastet: In letzter Zeit fällt ihm auf, dass er manchmal unter Koordinationsschwierigkeiten leidet. Am meisten stört ihn das in ganz be-

stimmten Situationen: bei der Arbeit, wenn er fünf Akten zum Kopierer mitnimmt und merkt, dass das Kopieren und Sortieren der Kopien ihn überfordert – er kann nur eine Akte nach der anderen kopieren; im Tanzkurs mit seiner Frau, wenn alle anderen die neuen Schrittkombinationen mühelos lernen, er sich aber nur wenige Schritte auf einmal merken kann; beim Qigong, wo die anderen mit Leichtigkeit den Lehrer nachahmen, er sich jedoch mit Armen und Beinen verheddert.

Auf der Stress-Skala ist er gerade bei 7,5. Normal ist für ihn zurzeit während der Woche ein Stresspegel von 6. Am Wochenende, wenn er mit seiner Familie Zeit verbringt, kann er herunterfahren auf 4.

Level 4 ist ein hoher Grundpegel für eine entspannte, glückliche Zeit. Als Hugo erfährt, was bei traumatischen Erlebnissen in unserem Körper geschieht und welche körperlichen Folgen zurückbleiben, wird er nachdenklich.

»Ich war schon immer angespannt, auch als Kind. Ich kenne das nicht anders«, meint er schließlich.

Auch dies könnte ein Hinweis auf früh erlebte Traumatisierungen sein. Ich erkläre ihm, dass es keine extremen Ereignisse sein müssen. Ein Baby erlebt ganz schnell Lebensgefahr, wenn niemand da ist, der es beruhigt. Ein solches Kind wird später besonders stressanfällig und leichter durch scheinbar geringfügige Ereignisse traumatisiert.

Hugo überlegt lange: »In der ersten halben Stunde beim Qigong machen wir immer ganz langsame und ruhige Übungen. Dabei bin ich ganz entspannt und kann alles gut mitmachen. Ich fühle mich dabei sicher. Ja, genau, ich fühle mich dann sicher. Dann wechselt der Lehrer zu den schnelleren Bewegungsabfolgen, und auf einmal verkrampfe ich mich und gerate völlig unter Stress … Wie früher beim Sportunterricht. Da war ein Erlebnis, das mir immer noch in den Knochen steckt …«

Hugo leidet mit hoher Wahrscheinlichkeit unter posttrauma-

tischem Stress. Sein hoher Grundspannungspegel von 4, sein Sicherheitsbedürfnis und sein plötzliches Hochfahren in objektiv gesehen harmlosen Augenblicken sind Hinweise darauf. Für seinen Körper sind bestimmte Situationen mit Gefahr verknüpft. Sein Nervensystem reagiert darauf mit Alarm und gerät in den roten Bereich. Dann kann er nicht mehr klar denken, und normalerweise leichte Bewegungen oder Tätigkeiten werden unkoordiniert.

Posttraumatischer Stress

Was bedeutet »posttraumatischer Stress«? Posttraumatischer Stress ist chronischer, häufig jahre- oder jahrzehntelanger innerer Stress, der auf unverarbeitete traumatische Erlebnisse zurückgeht.

Einige Hinweise auf posttraumatischen Stress

- Ein hoher Grundspannungspegel
- Ein großes Bedürfnis nach Sicherheit und Kontrolle
- Alarm des Körpers bei scheinbar harmlosen Reizen
- Dann Hochfahren in Sekundenbruchteilen
- Gleichzeitig Verlust der Fähigkeit, klar zu denken

Traumafolge Dauerstress

Wie Hugo leiden viele Menschen unter Symptomen, die auf unverarbeitete Traumata zurückgehen, und wissen es selbst gar nicht. Mit diesem Buch will ich aufklären und bewusst machen, wie sich die Folgen von Schock- und Traumaerlebnissen zeigen und wie man sie verändern kann. Erst wenn bei diesen Beschwerden der Aspekt »Trauma« mit all seinen körperlichen Auswirkungen berücksichtigt wird – in Therapie und Alltag –, bleibt die hohe inneren Spannung nicht länger im Körper gebunden. Man kann wieder ein »normales« Leben führen, in dem auf ganz normale Anspannung auch wieder ebenso normale Entspannung folgt.

Dann erlebt man manchmal inneren Stress und heftige Emotionen und beruhigt sich danach wieder. Man kommt auf der Stress-Skala wieder hinunter auf 2, 1 oder 0. Bei Menschen mit unverarbeiteten Traumata ist dieser Grundlevel ständig erhöht. Sie bleiben bei 4, 5 oder sogar höher und leiden an Dauerstress mit allen möglichen Symptomen.

Körpererinnerung und Stresstoleranz

An einem weiteren Beispiel möchte ich aufzeigen, wie eine verringerte Stresstoleranz und eine traumabelastete Vorgeschichte zusammenhängen.

Meine Schüler provozieren mich, bis ich nicht mehr klar denken kann

Margarete ist Referendarin im Lehramt. Sie berichtet von Problemen mit ihren Schülern.

»Besonders schlimm war es in einer Schulstunde in der Klasse 12. Die Schüler waren unglaublich diskutierfreudig. Sie haben mich wieder und wieder unterbrochen, bis ich nicht mehr klar denken konnte.«

Als sie davon erzählt, ist Margarete bei 8 auf der Stress-Skala, also im roten Bereich. Sie fühlt sich wie im Nebel, ein deutliches Zeichen von Dissoziation.

Im Gespräch suchen wir nach inneren Ressourcen, also Erinnerungen und Vorstellungen, die sie wieder in ihre Kraft bringen. Sie erinnert sich an ein Gefühl, das sie aus anderen Klassen kennt: das Gefühl, Autorität zu sein. Bei dieser Vorstellung entspannt sie sich. Wo vorher Nebel war, kann sie nun die Klasse innerlich vor sich sehen, doch sie empfindet die Schüler noch als feindselig.

Eine weitere Ressource ist ihre tiefe Überzeugung, dass ihre Arbeit als Lehrerin einen Wert hat. Bei diesem Gedanken sieht sie die Schüler vor ihrem inneren Auge und kann gleichzeitig bei sich selbst bleiben.

Für ihre nächste Stunde in dieser Klasse braucht Margarete einen Sicherheitsanker, einen »roten Faden« für den Unterricht. Sie beschließt, sich eng an einen Text und das Textverständnis als Abiturvorbereitung zu halten und sich nicht auf ablenkende Diskussionen einzulassen.

Noch immer empfindet sie Stress bei dem Gedanken an die Schüler, doch sie ist bei 4 bis 5 auf der Skala und stellt fest: »Meine Sinne funktionieren wieder«. Sie ist wieder im grünen Bereich.

Und nun zu Margaretes Vorgeschichte: In ihrem Elternhaus war Gewalt an der Tagesordnung. Es wurde nicht diskutiert. Stattdessen wurde sie vom Vater verprügelt, wenn sie nicht gehorchte. Auch emotionale Gewalt in Form einer extrem abwertenden Sprache kennt sie von klein auf. Noch heute spürt sie die Folgen in ihrem Körper.

»Sobald ich meinen Vater sehe, schon ein paar Meter von Weitem, macht etwas in mir zu, im Magen, panzert sich. Nur so kann ich die Umarmung überstehen.«

Erst vor kurzer Zeit hat sich Margarete an einige Ereignisse aus ihrer Kindheit und Jugend erinnert. Einmal, als sie neun war, holte sie ihr Vater von der Schule ab. Was dann passierte, weiß sie nicht mehr. Sie erinnert sich nur, dass sie sich weigerte, mit ihm nach Hause zu fahren. Sie fuhr mit dem Bus! Vage war damit das Gefühl verknüpft, bei ihrem eigenen Vater nicht sicher zu sein. Sie erinnert sich noch an eine weitere Episode mit zwölf im Schulbus, als Jungs ihr nachstellten. Sie weiß nichts Genaues mehr, nur dass sie völlig hilflos war … eine für traumatische Erlebnisse typische bruchstückhafte Erinnerung.

Margarete erkennt, dass sie durch den Umgang mit ihren Schülern, überwiegend Jungs, viel gestresster ist, als ihr bewusst war. Es hat damit zu tun, dass sie sich männlichen Personen ausgeliefert fühlt und ihnen keine Grenzen setzen kann. Und das hat mit traumatischen Erlebnissen in ihrer Vorgeschichte zu tun …

Margarete ist besonders stressanfällig, weil bei ihr in objektiv harmlosen Situationen Körpererinnerungen ausgelöst werden, die sie unter großen Stress setzen. Das geschieht in Momenten, die ihren erlebten Traumata ähneln oder einzelne Elemente davon aufweisen.

Eine weniger vorbelastete Lehrerin würde Schüler, die gern diskutieren, vielleicht als neutral, als Herausforderung oder sogar als interessant erleben. Sie könnte ihnen auch Grenzen setzen, wenn sie das will. Margarete kann das nicht. Ihr Körper reagiert immer noch so, als sei sie ein Kind und würde von Jugendlichen beziehungsweise von ihrem Vater bedroht. In ihrem Berufsalltag ist sie immer wieder solchen für sie kaum erträglichen Situationen ausgesetzt. Sie lebt daher auf einem hohen inneren Grundstresspegel und kommt schnell in den roten Bereich.

Wie funktioniert die Körpererinnerung?

Unsere Körpererinnerung besteht aus Reaktionsmustern, die im Körper gespeichert sind. Durch die moderne Gehirnforschung wissen wir heute mehr darüber, wie dieses Speichern funktioniert. In den 1970er- und 1980er-Jahren dachte man, dass das Gedächtnis wie ein Computer arbeitet und Erlebnisse und Emotionen wie auf einer Festplatte gespeichert werden. Bildgebende Verfahren, in denen man sehen kann, welche Teile des Gehirns wann aktiv sind, haben mit diesem Irrtum aufgeräumt.

Erinnerung wird nicht irgendwo abgelegt und bei Bedarf abgerufen. Sie wird immer neu produziert, indem Nervenzellen nach einem bestimmten Muster aktiviert werden. Wenn wir ein bestimmtes Gefühl erleben – zum Beispiel eine Angst oder Traurigkeit, die wir aus unserem Leben gut kennen –, spielt sich ein immer gleiches Geschehen in Gehirn und Körper ab. Die Neuronen feuern quasi in festgelegten Kreisläufen. Erinnerung ist damit nicht Festgeschriebenes, sondern entsteht immer von Neuem.

Körpererinnerung und posttraumatischer Stress

Bei traumatisierten Menschen springt das Notfallsystem viel häufiger an als bei nicht traumatisierten, weil bei ihnen viele Reize mit der Empfindung von Gefahr gekoppelt sind. Es kann sein, dass ein Detail wie die Form einer Brille, das Muster eines karierten Hemdes, ein bestimmter Blick oder Tonfall das Notfallsystem in Gang setzt. Ein traumatisiertes Nervensystem registriert auch dort Gefahr, wo keine ist, und schlägt daher häufig Alarm, obwohl objektiv betrachtet kein Grund dafür besteht. Es kann zum Beispiel sein, dass jemand, der als Kind geschlagen wurde, sich bei einer medizinischen Behandlung wieder fühlt wie damals, als ein großer Mann unbegrenzte Macht über es hatte und ihm weh tat.

Eine neue Definition von Trauma

Es wurde bereits erwähnt, dass die Schwere eines Traumas nicht unbedingt direkt mit der Schwere des auslösenden Ereignisses zusammenhängt. So gibt es durchaus Menschen, die ein Ereignis relativ unbeschadet überstehen, durch das die meisten von uns mit großer Sicherheit traumatisiert würden.

Es muss also eine andere Dimension geben, die unabhängig von der Schwere des Ereignisses entscheidet, ob wir traumatisiert werden oder nicht.

Im Mittelpunkt steht offenbar nicht das Ereignis an sich, sondern der Mensch, der es erlebt – und wie er es erlebt.

Das Somatic-Experiencing-Modell

Der Biophysiker und Psychologe Peter Levine, der sich seit vielen Jahrzehnten auf Stress- und Traumaforschung spezialisiert hat, entwickelte auf der Basis der Naturbeobachtung das Somatic-Experiencing-Modell. Im Jahr 2010 wurde er von der Amerikanischen Vereinigung für Körperpsychotherapie für sein Lebenswerk mit dem Lifetime Achievement Award ausgezeichnet.

Peter Levines bahnbrechende Entdeckung war: Ein Trauma spielt sich in erster Linie im Körper ab – und kann daher auch mithilfe des Körpers geheilt werden. Deswegen arbeiten wir mit dem Nervensystem des ganzen Körpers, nicht nur mit dem Gehirn. Peter Levine stellte sich die Frage, warum Tiere in freier Wildbahn nur selten traumatisiert werden, obwohl sie ständig lebensbedrohlichen Situationen ausgesetzt sind. Werden wilde Tiere von einem anderen hungrigen Tier bedroht, reagieren sie sofort mit allen Überlebensmechanismen, die ihnen zur Verfügung stehen:

- Kampf, wenn sie dem Angreifer kräftemäßig gewachsen sind,
- Flucht, wenn zu kämpfen nicht möglich oder nicht aussichtsreich ist, und als letzte Reaktionsform
- Erstarrung und Kollabieren.

Überleben Tiere einen Angriff, dann schütteln sie, sobald sie vor ihrem Verfolger in Sicherheit sind, die ganze im Körper aufgebaute Anspannung von sich ab und leben danach normal weiter.

Körperliche Notfallmechanismen: Kampf, Flucht und Erstarrung

Uns Menschen wurden dieselben biologischen Mechanismen mitgegeben: Kampf, Flucht und Erstarrung, auch wenn es heutzutage meist nicht immer gleich ums Überleben geht. Nehmen wir ein Beispiel: Wenn wir angegriffen werden, bekommen wir Angst. Unser Körper registriert Gefahr und reagiert in Sekundenbruchteilen mit der Ausschüttung von Stresshormonen, um uns auf Kampf oder Flucht vorzubereiten. Ebenso blitzschnell schätzen wir ein, ob wir eine Chance im Kampf hätten. Ist unser Angreifer stärker als wir, suchen wir automatisch nach einer Möglichkeit, wegzulaufen und uns in Sicherheit zu bringen.

Erst wenn auch das nicht machbar ist, schaltet der Körper um in den dritten Notfallmechanismus, die Erstarrung. Auch diese Reaktion haben wir mit Tieren gemeinsam. Sie verspüren in der Erstarrung weder Angst noch Schmerz. Dieser Zustand bedeutet gleichzeitig höchsten Stress und absolutes Stillhalten – als wären Gaspedal und Bremspedal zur gleichen Zeit voll durchgetreten. Totale Aktivierung geht einher mit vollkommener Passivität und Gefühllosigkeit. Wird diese extreme Spannung nicht anschließend entladen, kommt es zur Traumatisierung.

Unser autonomes Nervensystem

Anspannung und Entspannung spielen sich zum großen Teil in unserem autonomen, willentlich nicht steuerbaren Nervensystem ab. Das autonome Nervensystem, auch »vegetatives Nervensystem« genannt, besteht aus den beiden großen Gegenspielern Sympathikus und Parasympathikus. Der Sympathikus sorgt in Stresssituationen für unsere Aktivierung. Sobald wir eine Situation als bedrohlich bewerten, bereitet er unseren Körper auf Kampf oder Flucht vor. Der Parasympathikus ist der Gegenspieler des Sympathikus. Er sorgt dafür, dass wir uns wieder beruhigen. Zum Beispiel werden Herzschlag und Atmung verlangsamt, und die Verdauungsorgane beginnen wieder zu arbeiten.

Sympathikus und Parasympathikus sind also im Normalfall abwechselnd aktiv. Bei – echter oder vermeintlicher – Gefahr wird der Sympathikus aktiviert und fährt alle Notfallfunktionen hoch. Ist die Gefahr vorüber bzw. waren Kampf oder Flucht erfolgreich, reguliert der Parasympathikus diese Funktionen wieder herunter. Nach Anspannung tritt wieder Entspannung ein – der gesunde Rhythmus des Lebens.

Die natürliche Reaktion des Nervensystems auf Stress

An einem alltäglichen Beispiel möchte ich Ihnen die natürliche Reaktion des Nervensystems auf Stress verdeutlichen.

Alles fiel von mir ab

Amy erzählte von einer Episode, als sie ihren siebenjährigen Sohn von der Schule abholen wollte. Aber er war nicht da. Amy suchte ihn überall, doch niemand wusste, wo er war. Während sie davon erzählte, wurde sie immer erregter. Ihre Stimme wurde höher, sie sprach schneller und schilderte immer neue Details und wie furchtbar es war.

Als ich sie fragte: »Und wo war Ihr Sohn?«, stutzte sie einen Moment, fiel in sich zusammen und sagte, schon viel ruhiger: »Er saß im Bastelraum mit einem anderen Kind und malte friedlich vor sich hin. Niemandem war aufgefallen, dass er dorthin gegangen war.«

Sie beruhigte sich weiter, sprach wieder langsamer, legte eine Pause ein und atmete tief durch. »Im Auto merkte ich, wie alles von mir abfiel. Ich fing an zu zittern.«

Kennen Sie dieses Gefühl »Alles fällt von mir ab«? Es ist der körperliche Ausdruck von Erleichterung. Die Gefahr ist vorbei, ich kann mich wieder beruhigen. Im Körper fühlt sich das an, als würde buchstäblich etwas von uns abfallen, eine Last von den Schultern fallen. Muskeln lassen Anspannung los, vor allem im Schulter- und Nackenbereich, Herzschlag und Puls werden langsamer, der Atem tiefer, ein Gefühl von »Alles ist gut« stellt sich ein.

Die gute Nachricht: Die enorme Notfallenergie, die der Körper aufgebaut hat, kann er auch wieder abbauen. Amy war starr vor Angst, doch als sie ihren Sohn sah, war alles wieder gut. Eine Weile danach, im Auto, also *in Sicherheit*, begann ihr Körper zur Ruhe zu kommen.

Wenn wir wieder ganz in Sicherheit sind, zum Beispiel wenn wir nach Hause kommen oder uns ein lieber Mensch in den Arm nimmt, kann sich der Körper nach einem Stresserlebnis beruhigen. Die aufgebaute Spannung beginnt sich zu entladen. Es kann sein, dass wir zittern, dass uns die Knie schlottern oder wir in Tränen ausbrechen. All dies sind gesunde Anzeichen für eine Entladung. Nach und nach beruhigen wir uns und fahren wieder herunter.

Kommunikation zwischen Herz und Hirn

Der Neurowissenschaftler Stephen W. Porges hat sich intensiv mit den Reaktionen des Nervensystems auf Stress beschäftigt. In seiner sogenannten polyvagalen Theorie erweitert er das klassische Stressmodell mit den zwei Gegenspielern Sympathikus – Parasympathikus. Dabei unterscheidet er im parasympathischen Nervensystem zwei Anteile, wobei er sich auf den Vagusnerv – den größten, im Hirnstamm entspringenden Hirnnerv – bezieht: den ventralen und den dorsalen Vagus. Beide erfüllen höchst unterschiedliche Funktionen.

Der ventrale Vagus, der vordere Ast, innerviert unter anderem die Gesichts- und Augenmuskeln und ist daher entscheidend für unser soziales Kontaktsystem. Wir nehmen Blickkontakt auf, sehen ein freundliches Lächeln – übrigens erkennbar an den feinen Fältchen um die Augen – und fühlen uns beruhigt und sicher. Ein freundliches Verhalten wirkt auf unser Nervensystem buchstäblich »entwaffnend«. Unser Kampf-/Fluchtreflex muss nicht anspringen.

Deshalb irritiert uns ein geliftetes oder mit Botox behandeltes Gesicht so sehr. Wir können darin nicht mehr erkennen, ob ein Lächeln echt ist. Instinktiv suchen wir nach Lachfältchen um die Augen, um zu wissen, ob es jemand wirklich gut mit uns meint. Doch in einem »verjüngten« Gesicht findet unser Nervensystem keine eindeutigen Signale, die es als »sicher« oder als »gefährlich« interpretieren kann.

Der Vagusnerv als »Notbremse«

Der dorsale Vagus, der dem Rücken zugewandte Ast, ist zuständig für grundlegende Lebensfunktionen wie Verdauung, Herz und Lungen. Es ist ein großer Komplex, den auch primitive Wirbeltiere aufweisen. Er reguliert den Herzschlag, damit dieser nicht zu schnell wird. Und er ist wesentlich beteiligt an Entspannung und gutem Schlaf.

Wird der Stress im autonomen Nervensystem zu groß bzw. sind Kampf oder Flucht nicht machbar oder nicht aussichtsreich, kann der dorsale Vagus als allerletzte Maßnahme – quasi um das Überleben zu sichern – das gesamte System zur Erstarrung und zum Kollabieren bringen. Biologisch gesehen handelt es sich dabei um einen *Schutzmechanismus*. Alle organischen Vorgänge werden auf Sparmodus gestellt. Darüber hinaus täuscht der kollabierte Zustand dem Gegner den Tod vor. In der Tierwelt ist es so, dass manche Raubtiere kein Interesse an anscheinend toten Tieren haben. Der biologische Sinn dieser Maßnahme ist es also, Leben zu retten.

Ein hierarchisches Modell der Stressreaktionen

Porges baut auf dieser Basis ein hierarchisches Modell der Stressreaktionen auf:

1. Parasympathikus – ventraler Vagus: Bei Stress orientieren wir uns zunächst und suchen nach menschlichem Kontakt, der uns helfen kann. Finden wir eine solche menschliche Unterstützung, fühlen wir uns sicher und beruhigt. Die Sympathikusreaktion wird gehemmt.
2. Sympathikus: Ohne menschliche Unterstützung müssen wir uns selbst helfen. Unser Körper mobilisiert Energie für Kampf oder Flucht.
3. Parasympathikus – dorsaler Vagus: Sind Kampf oder Flucht unmöglich oder erfolglos, wird als allerletzte Notfallmaßnahme die sogenannte vagale Bremse aktiviert, die »Notbremse« für den gesamten Stoffwechsel, und es kommt zur Erstarrung und/oder zum Kollabieren.

Trauma und das autonome Nervensystem

Wird dieses natürliche Zusammenspiel im autonomen Nervensystem gestört, kommt es zum Trauma. Bei einem Unfall, einem Sturz, einem Überfall, aber auch in emotional extrem belastenden Momenten wie der plötzlichen Nachricht vom Verlust eines lieben Menschen herrschen absolute Ohnmacht und Entsetzen vor. An diesem Punkt schlägt das Erleben von »Ich kann« in »Ich kann nicht« um. Die normale Stressreaktion wird in ihrem Ablauf gehemmt, die natürliche Entladung der Spannung kann nicht mehr stattfinden.

Nochmals: Der Körper steht einerseits unter Höchstspannung und ist optimal darauf eingestellt, diese Energie auszuleben und abzureagieren (»Vollgas« – Sympathikus). Doch Kampf oder Flucht sind nicht möglich. Jetzt übernimmt der Parasympathikus das Ruder mit dem Ziel, die Kampf-Flucht-Reaktion zu stoppen, die sog. vagale Bremse (»Vollbremsung« –

Parasympathikus). An diesem kritischen Punkt kommt es zur Erstarrung und/oder zum Kollabieren. Gleichzeitig ist jedoch der Sympathikus noch voll hochgefahren. Sympathikus und Parasympathikus sind beide höchst aktiv.

Wenn nach Beendigung dieser Notfallreaktion keine Möglichkeit besteht, die viele noch im Körper vorhandene Energie zu entladen, dann sorgt das für die breite Palette posttraumatischer Stresssymptome. Die Übererregung bleibt im Körper gebunden: Einerseits erlebt man eine anhaltende Hochspannung mit vielen Symptomen, die auf die Übererregung zurückgehen, andererseits steckt auch die Erfahrung von Erstarrung und Kollabieren noch im Körper und wirkt nach.

Das ist die schlechte Nachricht: Die notwendige »Entladung« findet nicht immer statt. Sei es, dass die äußeren Umstände nicht gegeben sind – also eine (emotional) sichere Umgebung. Sei es, dass wir gewohnt sind, uns zusammenzureißen und dem Bedürfnis, in Tränen auszubrechen, nicht nachgeben und stattdessen die Zähne zusammenbeißen. Dann verbleibt die ganze aufgestaute Notfallenergie im Körper. Das Nervensystem registriert weiterhin Gefahr, viele Körperfunktionen bleiben in Alarmbereitschaft. Die Folge sind die oben genannten Symptome wie Schlafstörungen oder Schreckhaftigkeit.

Höchststress in beiden Systemen

Peter Levine hat deutlich gemacht, wie eine traumatische Belastung im Körper entsteht: Nach gleichzeitigem Höchststress in beiden Teilen des autonomen Nervensystems, also im Sympathikus *und* im Parasympathikus, kann die aufgestaute Energie aus verschiedensten Gründen nicht entladen werden, und der Körper bleibt sozusagen » hoch aktiviert, aber mit angezogener Notbremse stecken«.

Ein wesentlicher Teil unserer Arbeit mit SE ist es, die Notbremse zu lösen, also die vom Vagusnerv veranlasste Erstarrung zu lockern. Wenn man das Bild vom voll durchgetretenen Gaspedal und der gleichzeitig voll durchgetretenen Bremse zu Hilfe nimmt, kann man sich gut vorstellen, dass man dabei nur ganz langsam und vorsichtig vorgehen kann. Sobald man den Fuß ein wenig vom Bremspedal nimmt, schießt das Auto vorwärts. Ähnlich ist es im Körper. Wenn sich die Erstarrung ein wenig löst, wird gleichzeitig die bis dahin in Schach gehaltene Kampf- oder Fluchtenergie freigesetzt. Da es sich dabei um Überlebensenergie handelt und wir Menschen im Notfall unglaubliche Kräfte mobilisieren können, tun wir gut daran, respektvoll und achtsam mit dieser Energie umzugehen und ihre Freisetzung so weit wie möglich zu dosieren.

Viele Ereignisse können uns traumatisieren

Viele Ereignisse würden wir nicht auf Anhieb der Kategorie »Trauma« zuordnen: ein Blackout in einer Prüfung; die Nachricht, dass ein Kollege die lang ersehnte und uns zugesagte Leitungsposition bekommt; die Diagnose einer schweren Krankheit; eine unerwartete hohe finanzielle Belastung; die unerwartete Entdeckung, dass man betrogen wird usw.

Wahrscheinlich erinnert sich jeder von uns an Erlebnisse, die lange her sind und trotzdem noch heute eine starke körperliche Reaktion in uns hervorrufen. Sie stecken uns buchstäblich noch in den Knochen. Dabei kommt es darauf an, *wie* jemand eine Situation erlebt hat, mit welchen Gefühlen und mit welchem Ausmaß an Stress. Entscheidend ist, ob wir handlungsfähig blieben oder vollkommen überwältigt wurden. Der eine steckt eine Blamage im Sportunterricht locker weg, ein anderer erinnert sich noch Jahrzehnte später daran, und ihm wird heiß und kalt dabei.

Ob uns ein Ereignis traumatisiert oder nicht, hängt also vom individuellen Erleben ab – und dies wiederum davon, wie vorbelastet wir in dieser Hinsicht sind. Wer in seiner Kindheit eine stabile innere Basis entwickeln konnte und später keine nennenswerten Traumata erlebt hat, kann hohe Belastungen leichter bewältigen als jemand, der von klein auf in unsicheren oder sogar bedrohlichen Verhältnissen gelebt hat.

Ob uns ein Ereignis traumatisiert oder nicht, hängt davon ab …

- *wie* wir es erleben,
- mit welchem Ausmaß an Stress,
- mit welchem Grad der inneren Überwältigung,
- ob wir dabei handlungsfähig bleiben oder nicht,
- ob soziale Unterstützung da ist und
- wie die persönliche (Trauma-)Vorgeschichte ist.

Checkliste für posttraumatischen Stress

Viele Menschen leiden unter posttraumatischem Stress und wissen es nicht. Ihre Beschwerden sind auf eine hochgradige Dauererregung des Nervensystems zurückzuführen. Diese hohe Erregung war ursprünglich eine höchst sinnvolle Notfallstrategie. Der Körper hat sie in einer Stresssituation mobilisiert, um zu kämpfen oder zu fliehen. War beides nicht möglich und wurde die Energie nicht anderweitig entladen, bleibt sie im Nervensystem gebunden.

Peter Levine hat aufgezeigt, wie sich Traumasymptome entwickeln als Versuch, mit dem Problem der aktivierten, aber nicht verbrauchten Energie fertigzuwerden. Der Körper lebt gewissermaßen immer noch in der akuten Stresssituation; das Nervensystem reagiert weiterhin auf eine nicht mehr vorhandene Bedrohung. Während man im Alltag funktioniert, ist das autonome Nervensystem gleichzeitig im Alarmzustand. Im Folgenden finden Sie eine Checkliste für verschiedene Symptome und Phänomene, die auf posttraumatischen Stress hindeuten können.

Checkliste: Übererregungssymptome

- Verringerte Stresstoleranz
- Unfähigkeit, zu entspannen und sich zu erholen
- Starke Reizbarkeit
- Überempfindlichkeit gegenüber Geräuschen oder Licht
- Unkontrollierbare Wutausbrüche
- Ständiges Auf-der-Hut-Sein
- Albträume
- Innerliches Getriebensein
- Das Gefühl, immer alles geben zu müssen
- Hyperaktivität
- Logorrhö – Reden wie ein Wasserfall
- Hohe Intensität im Erleben
- Neigung zur Reizüberflutung
- Leichtes Überwältigtsein von positiven wie negativen Gefühlen
- Konzentrationsschwierigkeiten
- Die Neigung, sich angegriffen zu fühlen
- Große Schreckhaftigkeit
- Panikattacken
- Starke prämenstruelle Beschwerden
- Psychosomatische Beschwerden
- Übelkeit oder Schwindel ohne medizinischen Befund
- Körperliche Erstarrung bei geringem Anlass
- Atemnot
- Schlafstörungen
- Hitzewallungen
- Fluchtimpulse wie z. B. beim Restless-Legs-Syndrom
- Rätselhafte Körpersymptome
- Diffuse Ängste, andauerndes Bedrohungsgefühl
- Angst davor, verrückt zu werden

- Starkes Misstrauen
- Gestörtes Essverhalten
- Selbstverletzendes Verhalten
- Nägelkauen
- Alkohol- oder Drogenmissbrauch
- Übertrieben starkes Kontrollbedürfnis
- Ausgeprägtes Risikoverhalten
- Angst vor Nähe
- Hypersensibilität
- Das häufige Gefühl, eine Situation nicht auszuhalten
- Unfähigkeit, Sexualität zu genießen
- Grübelzwang
- Neigung zum Katastrophendenken
- Neigung zu Unfällen

Symptome im Zusammenhang mit Übererregung und gleichzeitiger Ohnmacht

- Chronische Müdigkeit und Erschöpfung
- Körperliches Schwächegefühl
- Apathie
- Emotionale Taubheit
- Nichtvorhandensein normaler Angstgefühle
- Gefühl von Ohnmacht und Überforderung
- Fehlendes Gefühl von Verbundenheit mit sich und anderen
- Verringertes Interesse am Leben
- Kaum oder nicht vorhandene Körperwahrnehmung
- Depressionen
- Unfähigkeit, um Hilfe zu bitten
- Unfähigkeit zu weinen
- Unfähigkeit, Gefühle zu empfinden

- Das Gefühl (schon als Kind), irgendwie anders zu sein
- Das Empfinden, in seinen Lebensmöglichkeiten eingeschränkt zu sein
- Häufige Fassungslosigkeit/Sprachlosigkeit
- Das Gefühl, keine Zukunft zu haben
- Gefühl von Isolation, Unverständnis der Umwelt
- Ausgeprägte Scham- und Schuldgefühle
- Das Empfinden vom Leben als reinem Überlebenskampf
- Fehlendes Vertrauen in das Leben
- Fehlendes Gespür für die eigenen Grenzen
- Wenig Kraft in den Armen oder Beinen
- Geringes räumliches Orientierungsvermögen
- Unfähigkeit, dauerhafte Beziehungen zu entwickeln
- Schwierigkeiten, Grenzen zu setzen

Anspannung entladen – wie geht das?

Das Zauberwort »Entspannung« ist seit Jahrzehnten in aller Munde. Heißt das, Sie müssen einfach nur lernen zu entspannen, zum Beispiel mit autogenem Training und Meditation? »Entspann dich«, »Lass los« – das sind wohlgemeinte Ratschläge. Auf Menschen, die genau dazu nicht in der Lage sind, wirken sie jedoch wie Schläge.

Entspannen ist keine aktive Handlung

Innere Anspannung ist kein angenehmer Zustand. Der Körper wird dabei als Feind oder zumindest als Verursacher des Unwohlseins erlebt. Stresshormone werden ausgeschüttet, das Nervensystem fährt hoch. Die Muskeln sind verspannt, der

Herzschlag geht unangenehm rasch, der Atem wird flach. Als Folge der hohen inneren Erregung arbeitet auch das Gehirn auf Hochtouren. Die Gedanken drehen sich im Kreis, meist um Probleme und Sorgen.

Wenn man weit »am Limit« ist oder sich »wie ein Hamster im Laufrad« fühlt, also dann, wenn man Entspannung am dringendsten braucht, kann man sich nicht mehr einfach hinsetzen und nichts tun. Man würde die innere Spannung einfach nicht aushalten.

Alle Bemühungen, sich aktiv zu entspannen, sind kontraproduktiv, denn die Anspannung hat ja ihren Sinn. Sie ist Ausdruck einer körperlichen Reaktion auf eine als »gefährlich« wahrgenommene Situation. Erst wenn diese – echte oder vermeintliche – Bedrohung nicht mehr da ist oder wir uns nicht mehr ausgeliefert fühlen, brauchen wir diese Reaktionsbereitschaft nicht mehr. Dann beruhigt sich der Körper und erholt sich – von ganz allein.

Strategien, mit der inneren Ladung umzugehen

Viele Menschen haben für sich ein Ventil gefunden, wie sie ihren Stresspegel einigermaßen unter Kontrolle halten können. Sie tun das beispielsweise, indem sie überschüssige Energie immer wieder in Aktion umleiten. Nach dem Joggen fühlen sie sich besser, ausgepowert und müde. Andere beruhigen sich mit einer Flasche Wein oder brauchen nach Feierabend erst einmal ein Bier, um abschalten zu können – sogenannte Entspannungstrinker. Manche rasen und drängeln auf der Autobahn, weil sie nicht wissen, wohin sonst mit ihrem inneren Druck. Andere laden ihren Stress bei ihren Mitmenschen ab und schreien bei der geringsten Kleinigkeit los, weil sie sonst das Gefühl haben, vor Wut zu platzen. Manche verbringen Stunden mit Computerspielen wie zum Beispiel Solitär, weil die monotone Wiederholung ihre Nerven beruhigt.

Sport Durch die Bewegung und körperliche Anstrengung beim Sport werden Stresshormone auf natürliche Weise abgebaut. Wohlige Müdigkeit stellt sich ein. Wer regelmäßig intensiven Sport betreibt, kann damit innere Spannungen immer wieder entladen.

Aktionismus, Arbeitssucht Wenn man innerlich stark gestresst ist, ist es nicht so einfach, sich hinzusetzen und nichts zu tun. Es könnten unerwünschte Gedanken und Gefühle hochkommen. Viele Menschen sind daher immer irgendwie aktiv oder werden zu Workaholics. Sie funktionieren perfekt. Ihr Aktionismus hilft ihnen, die innere Spannung durch die Aktivität zumindest teilweise zu entladen.

Ständiger Bewegungsdrang Viele Eltern hyperaktiver Kinder können ein Lied davon singen. Ihr Zappelphilipp kann keine Minute ruhig sitzen. Alle Ermahnungen nützen nichts. Kinder, die unter hoher innerer Anspannung stehen, zappeln, weil es sie von dem ansonsten unerträglichen Druck befreit. Es führt jedoch nicht dazu, dass sie irgendwann ruhig werden.

Suchtmittel wie Alkohol, Zigaretten, Essen oder Computerspiele Diese und andere Suchtmittel beruhigen kurzzeitig. Der Spannungspegel sinkt für eine begrenzte Zeit, dann steigt er wieder an.

Reden wie ein Wasserfall Menschen mit einem übermäßigen Redefluss benutzen das Reden, um sich zu erleichtern. Es fällt ihnen schwer, zuzuhören oder nicht zu reden, weil sie dann auf ihrer Spannung sitzenbleiben.

Schreien, aggressives Verhalten Wer schreit, fühlt sich hilflos. Die Ladung ist im roten Bereich, Gefühle von Hilflosigkeit sind kaum auszuhalten. Das Schreien verschafft für einen Moment Erleichterung.

Immer etwas tun müssen

Cordula ist mitten in einer Burn-out-Krise. Sie ist seit einigen Monaten krankgeschrieben und kommt trotz des äußeren Freiraums innerlich nicht zur Ruhe. Hibbelig sitzt sie auf ihrem Stuhl. Ihr Grundstresspegel liegt gerade bei 5, zu Hause eher bei 6 oder 7.

»Woran das liegt?« Cordula überlegt. »Wahrscheinlich daran, dass ich immer Dinge tun muss, die ich eigentlich nicht machen will, zum Beispiel einkaufen, den Haushalt machen, bügeln. Ich komme einfach nicht dazu, die Dinge zu tun, die ich tun will, sonst wäre ich entspannter.«

»Was würden Sie gern tun, wenn Sie könnten?«, frage ich sie.

»Malen, schreiben, kreativ sein.«

»Und wenn Sie nichts im Haushalt zu tun haben, schreiben Sie dann oder malen Sie?«

»Nein, dann bin ich zu unruhig.«

Kreativität kommt aus der inneren Ruhe. Cordulas Unruhe kommt weniger daher, dass sie immer Dinge tut, die sie eigentlich gar nicht tun will, sondern vielmehr umgekehrt. Aus der inneren Unruhe des Getriebenseins, resultiert ein Drang, immer etwas tun zu müssen, um die Spannung abzureagieren.

Nur vorübergehende Entlastung

Haben Sie sich wiedergefunden in der einen oder anderen Beschreibung? Was ist Ihr bevorzugtes Ventil, um mit hoher Ladung umzugehen? Vielleicht haben Sie beim Lesen auch an einen Freund oder eine Kollegin gedacht, die eine dieser Strategien benutzt, um »Dampf abzulassen«.

Allen gemeinsam ist ein Gefühl der Erleichterung, allerdings nur für einen begrenzten Zeitraum. Das Symptom wird bekämpft, jedoch nicht seine Ursache. Der Stresspegel wird immer wieder auf ein erträgliches Maß herabgesenkt. Mehr nicht, denn die Ursache für den hohen Stresspegel – dass Ihr Nervensystem auf eine alte Bedrohung reagiert und im Alarmmodus ist – besteht weiterhin. Daher hält die Entspannung nicht an. Es baut sich sofort neue Spannung auf.

Der Körper funktioniert weiterhin nach dem immer gleichen Muster. Solange dieses Reaktionsmuster nicht durchbrochen wird, bleibt die Entlastung nur vorübergehend. Es ist ein bisschen wie das Wasserschöpfen aus einem Boot mit einem Leck. So viel man auch schöpft, das Wasser dringt immer nach. Erst wenn das Leck verschlossen ist, bleibt das Boot trocken. Erst wenn das Nervensystem gelernt hat, dass die alte Bedrohung nicht mehr existiert, kommt es zu einer dauerhaften Beruhigung.

Ist Ladung nicht auch positiv?

Ist Ladung nicht auch wichtig und gut? Natürlich – es kommt dabei auf das Maß an. Um etwas anzupacken, brauchen wir Energie. Im normalen Alltag benötigen wir Energie für unsere täglichen Aufgaben. Im Idealfall halten sich die bereitgestellte und die verbrauchte Energie die Waage.

Problematisch wird es, wenn dieses Gleichgewicht gestört ist. Das Problem des hohen Stresslevels liegt darin, dass eine Situation von unserem Gehirn als äußerst bedrohlich eingestuft wurde und immens viel Energie aktiviert wurde, die sich dann nicht entladen konnte und im Körper in tiefen Zellschichten gebunden ist.

Selbstregulation wieder erlernen

Es gibt einen grundlegenden Unterschied zwischen der Art, wie wir in unserem täglichen Leben normalerweise versuchen zu entspannen, und der Art, wie wir mit SE gezielt Anspannung entladen.

Der natürliche Weg der Entladung

Mit der von Peter Levine entwickelten Methode Somatic Experiencing können wir nach einem Trauma die im Körper gebundene Notfallenergie gezielt und wohldosiert entladen. Wie das Wort *Experiencing* schon sagt, steht dabei das Wahrnehmen, das Spüren im Mittelpunkt.

Im Gespräch mit unseren Klienten laden wir sie in bestimmten Momenten ein, in ihren Körper zu spüren. Mit der Zeit nehmen sie dabei immer feinere körperliche Signale wahr. Bisher achteten sie vielleicht vor allem dann auf ihren Körper, wenn sie gerade Stress erlebten und innerlich hochfuhren. Allmählich verändert sich ihr Fokus. Sie entwickeln eine größere Sensibilität dafür, zu spüren, wann ihr Nervensystem herunterfährt. Jeden Hinweis, dass der Körper beginnt, Anspannung zu entladen, greifen wir sofort auf. Zur Entladung kommt es, wenn die Aktivität des Nervensystems umschaltet von Sympathikus auf Parasympathikus. Der Körper signalisiert uns diesen Wechsel. Wir können lernen, ihn wahrzunehmen. Durch dieses aufmerksame Hinspüren verstärkt sich die Entladung.

Dabei lernt das Nervensystem nach und nach, dass die Gefahr vorüber ist und es wieder umschalten kann auf Normalbetrieb. Der innere Grundspannungspegel sinkt. Die Selbstregulation des Nervensystems setzt wieder ein, das heißt, es fährt bei Gefahr hoch, doch danach verbleibt es nicht mehr in der Hochspannung, sondern kann wieder herunterfahren.

> Selbstregulation bedeutet, in einem natürlichen Rhythmus von Anspannung und Entspannung zu leben. Dabei wechselt das Nervensystem flexibel zwischen Ladung und Entladung ab.

Je besser dieser natürliche körperliche Mechanismus der Selbstregulation wieder funktioniert, desto entspannter wird das Leben. Das allgemeine Angst- und Erregungsniveau sinkt. Wir können uns nach Anstrengung und Stress leichter erholen und schlafen besser.

Auf den Körper hören

Um das Nervensystem dazu zu bringen, auf natürliche Art und Weise zu entladen, brauchen wir einen Weg, um diese Entladung in Gang zu setzen. Wir müssen genau auf den Körper hören, seine Signale deuten und immer wieder mit ihm kommunizieren. So können wir achtsam dafür sorgen, dass die alte Anspannung den Körper verlässt.

Je nachdem, worüber wir gerade nachdenken oder reden, geht unser Nervensystem mit. Ist das Thema neutral, bleiben wir auf demselben Aktivierungslevel wie bisher. Bei belastenden Themen fährt es hoch und beim Gedanken an Lösungsmöglichkeiten herunter. Dieses Auf und Ab ist ganz natürlich, wir können es beobachten und für uns nutzen.

In schwierigen Lebensphasen neigen wir dazu, uns in Probleme und Sorgen hineinzusteigern, uns vielleicht sogar den schlimmsten Fall auszumalen. Das ruft in unserem Körper eine Stressreaktion hervor. Unser Notfallsystem fährt hoch.

Fahren Sie gerade hoch oder herunter?

Besinnen wir uns auf unsere Kraft und unsere Fähigkeiten, fühlen wir uns sofort stärker. Schon allein beim Gedanken an mögliche Lösungsperspektiven beruhigt sich unser Notfallsystem wieder. Wir fahren herunter. In der Therapie ist das dann der Moment, in dem wir die Aufmerksamkeit auf den Körper lenken.

Viele Menschen sind es nicht gewohnt, in ihren Körper zu spüren, und nehmen ihn vor allem als Quelle von Unbehagen wahr. Sie müssen erst lernen zu bemerken, wann sich ihr Nervensystem beruhigt. Sobald ich dies feststelle, frage ich zum Beispiel: »Fahren Sie gerade hoch oder herunter?« Nach meiner Erfahrung kann jeder diese Frage leicht beantworten. »Herunter«, ist die Antwort. Und schon sind wir beim ersten Schritt auf dem Weg zur Entladung.

Entspannungszeichen willkommen heißen

Die nächste Frage ist: »Woran merken Sie, dass Sie herunterfahren?« Nun beginnen wir gemeinsam zu erforschen, wie sich dies im Körper anfühlt. Wir nehmen uns Zeit, die Entspannungszeichen kennenzulernen:

- Wir atmen tiefer.
- Wir werden innerlich ruhiger.
- Die Gedanken kommen zur Ruhe.
- Die Muskeln entspannen sich, vor allem im Schulter- und Nackenbereich.
- Ein Kribbeln oder Fließen in den Beinen ist zu spüren.
- Die Füße werden warm.
- Wir sinken fester in den Stuhl.
- Wir machen einen unwillkürlichen Atemzug.
- Der Bauch gluckert.
- Wir zittern, müssen uns schütteln.
- Wir haben Hitzewallungen.
- Wir zucken unwillkürlich.
- Es kommt zu Bewegungsimpulsen.
- Wir lachen.
- Aufgestaute Tränen lösen sich.
- Wir spüren den Körper besser.
- Wir haben eine Erkenntnis, ein Aha-Erlebnis.

Entwarnung für das Nervensystem

Unwillkürliches Zittern, Zucken oder Sich-Schütteln ist ein Anzeichen von Entladung, wenn es in einem Moment geschieht, in dem der Körper von »Gefahr« auf »Sicherheit« umschaltet. Wenn wir diese Reaktionen zulassen, kann Spannung abfließen, können wir den Stress von uns abschütteln. Missverstehen wir sie als Zeichen von Angst und reißen uns zusammen, verhindern wir die Entladung und die Anspannung bleibt im Körper gebunden.

Weinen ist ebenfalls ein natürlicher Weg der Entladung. Anders als beim Weinen, wenn wir Zwiebeln schneiden, werden beim Weinen aus Kummer Endorphine freigesetzt, welche den Schmerz lindern. Deshalb ist Weinen so erleichternd. Manchmal sind Menschen in einer Phase ihres Lebens nah am Wasser gebaut. Beim geringsten Anlass brechen sie in Tränen aus. Das innere Fass ist übervoll, und das Weinen bringt ein wenig Linderung.

Auch Lachen ist eine natürliche Form von Entladung. Kennen Sie die Situation, in einer Runde von Menschen zu sein, wenn keiner etwas sagt? Man kann förmlich spüren, wie die Spannung im Raum ansteigt. Dann macht jemand eine witzige Bemerkung, und alle lachen erleichtert auf. Das Lachen befreit, und die Spannung im Raum löst sich.

Ein tiefer unwillkürlicher Atemzug zeigt genau wie ein Gluckern im Bauch an, dass der Parasympathikus aktiv wird und die Entspannung einläutet. Das bedeutet Entwarnung für das Nervensystem. Es ist wieder Zeit, um tief Luft zu holen, und auch die Verdauung kommt wieder in Gang. Beides sind deutliche Entspannungszeichen.

Auch Hitzewallungen sind eine Form von Entladung. Erfahren Sie mehr darüber in »Schon mein Vater hatte Hitzewallungen« auf Seite 199.

Mir zittern noch die Knie

Als am 3. März 2008 das Kölner Stadtarchiv einstürzte, wurde am selben Tag ein Augenzeuge in einer aktuellen Fernsehsendung befragt. Der nach außen ruhig wirkende junge Mann war in einem Krankenhaus wegen Schock behandelt und gerade entlassen worden. Er sagte mit tonloser Stimme: »Mir zittern noch die Knie.«

Dies war ein entscheidender Moment. Dieser junge Mann hatte gerade akute Lebensgefahr erlebt. Sein Körper war in höchster Alarmbereitschaft gewesen. Jetzt, wo er in Sicherheit ist, ist sein Körper bereit, die aufgebaute Überlebensenergie zu entladen – durch Zittern.

Nehmen wir an, er reißt sich zusammen, unterdrückt das Zittern oder betäubt sich mit Alkohol. Die Überlebensenergie bleibt dann im Körper gebunden. Er wird traumatisiert.

Nehmen wir nun an, er lässt das Zittern zu. Ideal wäre es, ein freundlicher Mensch würde ihn dabei begleiten. Die Energie kann sich entladen, vielleicht würde er heftig weinen. Er wird nicht traumatisiert.

Es kann nicht genug betont werden, wie wichtig es ist, das Zittern nach einem Schock zuzulassen. Immer wieder höre ich von Klienten, dass sie über ihr Zittern erschrecken oder sich dafür schämen und es willentlich stoppen. Ihnen ist nicht bewusst, dass sie damit einen Selbstheilungsprozess unterdrücken.

Wie fühlt sich Entladung an?

Der Prozess der Entladung von Anspannung ist individuell. Er fühlt sich bei jedem Menschen anders und auch von Mal zu Mal verschieden an. Wie eine Entladung abläuft, entscheidet der Körper ganz allein. Wir können ihn lediglich dabei unterstützen, indem wir mit unserer Aufmerksamkeit bei den körperlichen Empfindungen bleiben. Wir lassen sie zu und spüren hin, ohne etwas beeinflussen zu wollen. Das verstärkt sie und bringt die Entladung in Gang.

Wie ein Wasserfall in meinem Körper

»Ich bin Lehrer, oder besser gesagt: ich war Lehrer«, erzählt Tom tonlos. »Wie es weitergehen soll, weiß ich nicht.«

Tom ist durch Mobbing und seine Folgen in eine tiefe Sinnkrise geraten und seit Monaten krankgeschrieben. Er kann nicht mehr schlafen und ist ein Nervenbündel. Auch in der Klinik kommt er noch nicht zur Ruhe.

Er beginnt zu erzählen, was ihm zugestoßen ist, und fährt in Sekundenschnelle hoch, weit in den roten Bereich. Seine Augen sind vor Entsetzen geweitet, der Mund ist aufgerissen, sein Atem stockt, als könne er es nicht fassen. Er ist mittendrin im Geschehen.

Ich folge meiner Intuition und zögere nicht. Laut und entschlossen spreche ich ihn an und rufe: »Es ist vorbei! Herr X, es ist vorbei!«

Für einen Moment ist er irritiert, dann scheint es, als erwache er aus einem bösen Traum. Er beginnt zu realisieren, dass der Albtraum vorbei ist. Es ist, als sei er wachgerüttelt worden.

Sein Körper reagiert sofort. Zuerst beginnen seine Beine heftig zu zittern, und ich bemerke, dass sich Tom ein wenig dafür schämt und versucht, es zu kontrollieren. Als er erfährt, dass das Zittern eine Form der körperlichen Entladung von Stress ist, kann er es willkommen heißen, neugierig hinspüren und bemerken, wie er dabei langsam zur Ruhe kommt.

Den Rest der Stunde verbringen wir damit, ruhig und aufmerksam zusammenzusitzen und seinem Körper dabei Zeit zu geben, die seit Langem festgehaltene Spannung zu entladen. Staunend erlebt Tom nach dem Zittern, wie »eine Zentnerlast von ihm abfällt«.

Es fühlt sich an »wie ein Wasserfall in meinem Körper«. Tom macht eine Geste, wie das Wasser vom Rumpf durch seine Beine strömt und schließlich abfließt.

Entscheidend ist, dem Körper für diesen Prozess der Entladung genügend Zeit und Achtsamkeit zu geben. Hätten wir an dieser Stelle weitergeredet und uns wieder auf die Ebene des Denkens begeben, wäre Toms Körper – wie schon so oft – wieder einmal steckengeblieben in Angst und Schrecken, ohnmächtiger Wut und Hilflosigkeit.

Entladungen geschehen nicht nur in SE-Sitzungen, sondern ständig und überall in unserem Leben. An dieser Stelle möchte ich einige Klienten zitieren, die anschaulich beschreiben, wie sie eine Entladung im Körper erleben. Vielleicht erkennen Sie sich an der einen oder anderen Stelle wieder.

- »Ich fühle mich nicht mehr so hibbelig … Mir wird warm in der Brust.«
- Ein unwillkürlicher Atemzug löst sich, »so wie Luft ablassen … Die Arme werden warm … Mein Kopf dröhnt nicht mehr so.«
- »Es ist, als würde was drüberlaufen an der Haut, zwischen Muskeln und Haut« (zeigt an den Beinen herunter), »als würde sich Energie im Körper verteilen.«
- Anfangs ein hochroter Kopf, dann fühlt es sich an »wie eine Welle, die rausgleitet aus Armen und Beinen«.
- »Wie Durchblutungsschübe, die so durchgehen. Ich merke es in den Füßen.«
- »Als wenn was durch den Körper durchfließt, vom Kopf in die Hände.«
- »Wie eine kleine Gänsehaut, die fängt oben an und läuft bis unten durch.«
- »Als wenn man aus einem zu stramm aufgeblasenen Luftballon die Luft rauslässt.«
- »Schauer, sie gehen durch von den Schläfen bis zur Wade.«

- »Jetzt ist es, als wenn man eine Tüte aufmacht« (zeigt auf die Herzgegend), »da ist jetzt mehr Platz.«
- »Ich kann jetzt über das Thema reden und bleibe dabei ruhig.«

Manchmal kehrt bei der Entladung allmählich das Körpergefühl zurück, das bei traumatischen Erlebnissen abgespalten war:

- »Es ist, als wenn was Eingefrorenes auftaut … Da ist wieder Lebendigkeit … Es dockt wieder an den Oberkörper an … Dann bin ich wieder im gesamten Strom … Erst die Arme, dann die Beine, jetzt scheint sich das zu schließen.«
- »Ich kann meinen Körper wieder fühlen. Vorher war es so, als ob Kleider spazieren gehen.«

Dauerhafte Entlastung – wenn wir dem Körper folgen und Reaktionsmuster verändern

Gemeinsam entschlüsseln wir bisherige Reaktionsmuster im Körper und verändern sie. Hier ein Beispiel:

Die Muskeln haben keine Kraft

Stefan konnte sich in einer bestimmten aktuellen Situation nicht wehren. Als er davon erzählt, ist er hochgradig erregt. Er fühlt sich ohnmächtig, und zugleich fühlt sich sein Körper schlapp an. Seine Muskeln haben keine Kraft. Das bedeutet, er hat bereits früher die Erfahrung gemacht, dass sein natürlicher Impuls zu kämpfen oder sich zu verteidigen abrupt abgebrochen wurde und erfolglos war.

Das körperliche Muster ist: kämpfen wollen und nicht können – erstarren – kollabieren. Das bedeutet, die Muskeln verlieren ihre Spannkraft bei gleichzeitiger höchster Erregung. Wie die Maus im Maul der Katze. Auch wir Menschen verfügen über diesen letzten Überlebensmechanismus, wenn nichts anderes mehr möglich ist. Wird die für den Kampf mobilisierte Energie anschließend nicht entladen, bleibt sie als Reaktionsmuster im Nervensystem gespeichert. Daher kommt der Mix aus hoher Erregung und Ohnmacht, wenn Stefan an das aktuelle Ereignis denkt.

Um dieses automatisierte Muster zu verändern, suchen wir nach einer Erfahrung, in der er sich erfolgreich verteidigen konnte und sich kraftvoll fühlte oder sogar kampfeslustig war. Gibt es keine solche Erinnerung, genügt bereits die Vorstellung, wie das sein könnte. Kann er diese Empfindung körperlich spüren, als Kraft und als Bewegungsimpuls, geht der Körper dazu über, zwischen dem energievollen und dem wehrlosen Gefühl hin- und herzupendeln. Dabei lässt er nach und nach die alte gespeicherte Ladung los. Für das Nervensystem wird dadurch der frühere, abrupt unterbrochene Versuch sich zu wehren zum Abschluss gebracht.

Dabei müssen wir nicht auf inhaltliche Einzelheiten des früheren Erlebnisses eingehen. Vielleicht sind es auch mehrere Erfahrungen von Wehrlosigkeit, die miteinander gekoppelt sind. Es genügt, dass sich der Körper erinnert.

Durch das Pendeln zwischen Wehrlosigkeit einerseits und Kraft und Bewegungsimpuls andererseits und die dabei in Gang gesetzte Entladung wird das Reaktionsmuster in Stefans Nervensystem verändert. Das Thema verliert an Ladung. Von nun an wird Stefan in einer vergleichbaren Situation weniger starke Gefühle von Stress und Ohnmacht und mehr Zugang zu seiner Kraft erleben. Neues Verhalten kann entstehen.

Wann zu viel Entspannung gefährlich ist

Im Körpergedächtnis liegen tiefe Entspannung und Trauma nah beieinander. Wie wohltuend die Entspannung auch scheint, für viele hat sie Grenzen – und das aus gutem Grund.

Vorsicht vor zu viel Entspannung

Wer traumatische Erfahrungen gemacht hat, leidet häufig unter einem überaktiven Nervensystem, das heißt, es fährt übermäßig häufig und bei geringen Auslösern hoch. Lernt der Betroffene nun Entspannungstechniken, wird dabei der Parasympathikus aktiviert. Die Körperfunktionen fahren herunter, Muskeln lassen los usw. Doch an einem bestimmten Punkt schaltet sich der Sympathikus wieder ein und schlägt Alarm, als wollte er sagen: »Vorsicht, da draußen ist es gefährlich, du musst auf der Hut sein!«

Da gehe ich nicht hin, das ist mir nicht geheuer

In der Klinik arbeitete ich mit Renate, einer hochgradig leistungsorientierten Patientin, die unter hohem Blutdruck litt. Ihr Stresslevel war bei 8. Wir probierten verschiedene Übungen aus, damit sie sich selbst beruhigen konnte. Besonders gut kam sie mit 5-4-3-2-1 zurecht, einer Achtsamkeitsübung, die ich am Ende dieses Kapitels beschreibe. Während der Übung wurde sie etwas ruhiger, ungefähr bis 6. Doch plötzlich hörte sie auf und sagte:

»Diese Gegend ist mir unbekannt. Da gehe ich nicht hin, das ist mir nicht geheuer.« Sie fühlte sich wieder angespannt, ein bisschen wie gelähmt, dann stieg Angst in ihr auf. Renate war an den Punkt gekommen, an dem Entspannung gefährlich ist.

Als ich ihr die Mechanismen von Trauma und Körpergedächtnis erklärte, kamen Kindheitserinnerungen hoch. Sie schilderte, wie sie sich als Kind oft ohnmächtig gefühlt hatte, wenn die Mutter ihre Wut an ihr ausließ und sie nicht weinen durfte.

Renate beschloss, für sich eine Stress-Skala anzulegen und zu beobachten, was ihr guttat und was nicht. Dieser Gedanke führte sofort wieder zu Entspannung und zu einer leichten Entladung.

Der Gedanke »Ich kann etwas tun« und das Verstehen, warum sie nur bis zu einem bestimmten Punkt entspannen konnte, halfen ihr aus der Ohnmacht. Sie fühlte sich der Situation nicht mehr ausgeliefert und erhielt ein Stück Kontrolle zurück.

Kontrolle gibt Sicherheit

Renate ist beim Entspannen an ihre derzeitige Grenze gekommen. Dahinter ist »unsicheres Terrain«. Dort droht Kontrollverlust, und das ist für Traumatisierte das Allerschlimmste, denn im Trauma erlebten sie absoluten Kontrollverlust.

Das Gegenmittel dazu ist Kontrolle, denn sie gibt Sicherheit. Renate spürte instinktiv, dass sie die Notbremse ziehen musste, sonst wäre sie mit einem Erregungsniveau konfrontiert worden, mit dem sie – noch – nicht umgehen konnte. Solange das nicht möglich war, brauchte sie die Kontrolle als ihre derzeit bestmögliche Strategie.

Das geht vielen Menschen so. Eine Klientin, die als Kind miterleben musste, wie der Vater die Mutter schlug, erzählt, wie sie sich heute in ihrer eigenen Familie fühlt: »Mit den Kindern ist es nur ein gekünsteltes Geduldigsein, kein wirkliches. Es ist so, als würde ich meine Gefühle einfrieren. Ich versetze mich in einen künstlichen Zustand, den ich dann natürlich nicht endlos aufrechterhalten kann. Ich mache viel mit Kontrolle. So bin ich aufgewachsen. Das gibt mir Sicherheit.«

Eine andere Form von Kontrolle des inneren Spannungspegels ist Aktionismus. Wer dazu neigt, weiß instinktiv, dass zu viel Ruhe und Entspannung für ihn gefährlich wäre. Bevor man Ruhe aushalten oder sogar genießen kann, muss man erst lernen, mit seinem hohen inneren Stresslevel anders umzugehen.

Somatic Experiencing ist kontrollierte Entladung

Man kann lernen …

- den hohen inneren Erregungspegel nicht durch Aktionismus oder Suchtmittel zu unterdrücken,
- ihn nicht unkontrolliert auszuagieren, etwa in Wutausbrüchen oder hochriskantem Autofahren,

sondern stattdessen

- die innere Ladung kontrolliert und dosiert zu entladen und
- bisher auf Stress und Trauma zurückgehende automatische Reaktionsmuster zu verändern und so Raum für neues Verhalten zu schaffen.

Genau das machen wir mit Somatic Experiencing.

Dabei müssen wir den Prozess der Entladung sorgfältig begleiten, um eine erneute Überwältigung und Überflutung zu vermeiden. Das in Hochspannung festgefahrene Nervensystem läuft auf Vollgas und Vollbremsung zugleich, und das ist eine explosive Mischung. Um eine Retraumatisierung zu vermeiden, müssen wir in kleinen Schritten vorangehen. Die Kunst besteht darin, den Körper anzuleiten, die hohe Ladung der Stressenergie langsam und in geringen Dosen abzubauen. Wie das in der Praxis aussieht, lesen Sie in vielen anschaulichen Beispielen.

Es gibt keinen Abkürzungsweg, um inneren posttraumatischen Stress zu lindern. Viele Menschen müssen erst in eine schwere Krise geraten, bevor sie sich auf diesen Heilungsweg begeben können. Für manche ist die Erfahrung von Burn-out der Auslöser, sich wieder sich selbst und dem eigenen Körper zuzuwenden. Doch der Weg lohnt sich und eröffnet eine ganz neue Lebensqualität, die man sich vor der Krise nicht hätte träumen lassen.

Burn-out als Wendepunkt

»Ich fühle mich wie ein 6-Zylinder-Auto, das nur noch auf einem Zylinder läuft.« – So fühlt sich das Leben kurz vor dem Burn-out an. Nach der aktuellen Studie einer großen Krankenkasse leiden acht von zehn Menschen unter dem Stress in ihrem Leben. Jeder dritte steht auch in der Freizeit unter Dauerdruck.

Im Kampf gegen sich selbst

In der Klinik habe ich mit vielen Burn-out-Patienten gearbeitet. Allen gemeinsam ist eine hohe Leistungsorientierung, ein hoher Anspruch an sich selbst. Ihre Geschichten sind individuell und weisen doch eine Gemeinsamkeit auf: einen im Lauf der Jahre kontinuierlich angestiegenen Stresslevel. Je höher er stieg, desto weniger waren sie in der Lage, sich zu entspannen und neue Kraft zu tanken. Ihre Erschöpfung nahm zu, und trotzdem machten sie weiter wie bisher. Um in dem Bild des Autos zu bleiben: Ein Zylinder nach dem anderen fiel aus. Mit den verbleibenden Zylindern versuchten sie, die gleiche Leistung wie vorher zu vollbringen. Das Leben wurde immer anstrengender.

Steigt der innere Stresslevel immer häufiger oder sogar dauerhaft in den roten Bereich, wird das Leben zum Kampf. Man bekommt eine eingeschränkte Wahrnehmung, eine Art Tunnelblick, bei dem alles nicht für das Überleben Notwendige ausgeblendet wird. Auch sich selbst nimmt man nicht mehr wirklich wahr. Man funktioniert nur noch. Körpersignale wie chronische Erschöpfung werden ausgeblendet und unterdrückt. Doch dieser Kampf gegen sich selbst ist auf Dauer nicht zu gewinnen.

Vom Hochstress zum Kollaps

Lebt man jahrelang mit einem steigenden Stresslevel, muss irgendwann nur noch *eine* zusätzliche Belastung dazukommen –

eine Umstrukturierung in der Firma und ein neuer Chef, mit dem es nicht klappt, eine Trennung oder ein Verlust –, und schon kann der Körper den Stress nicht mehr halten. Es kommt zum körperlichen und psychischen Zusammenbruch. Von hundert auf null. Dann geht nichts mehr. Es gibt nur noch den Wunsch, nichts zu tun – und gleichzeitig ist es fast unmöglich, zur Ruhe zu kommen. In dieser erzwungenen Pause kann ganz langsam eine Neuorientierung stattfinden.

»Es ist so, als müsste ich mich ausruhen für das ganze Leben«, beschreibt Anna, eine Betroffene, wie sie sich fühlt.

Die Heilung eines Burn-out zieht sich meist lange hin, ungefähr ein, zwei Jahre. Warum ist das so? Erinnern Sie sich an unsere Notfallmechanismen Kampf oder Flucht und schließlich Erstarrung und/oder Kollabieren? Der Weg ins Burn-out ist ein – unbewusster – jahre- oder sogar jahrzehntelanger Kampf gegen sich selbst. Steigt der Stresslevel im roten Bereich immer höher, kommt es immer häufiger zu einer Art »innerer Erstarrung«. Wenn das System schließlich als allerletzte Notfallmaßnahme kollabiert, ist der Stress weiterhin auf hundert – Höchststress und tiefste Erschöpfung zugleich. Diese hohe innere Ladung muss erst langsam abgebaut, entladen werden, dann wird Heilung auf der Körperebene möglich.

Akzeptanz statt Optimierungswahn

Wer von Hochleistungsstress auf null stürzt, kennt oft nichts dazwischen. Entweder joggen oder auf der Couch sitzen, doch warum nicht etwas dazwischen? Zum Beispiel spazieren gehen? Am Anfang ist der innere Kritiker gnadenlos. Er sagt: »Du machst fast nichts. Du bist faul. Reiß dich zusammen.« Doch das Zusammenreißen ist ja genau das, was ins Burn-out geführt hat.

In einer vom Optimierungswahn besessenen Gesellschaft ist es nicht leicht, sein eigenes Maß zu finden. Immer mehr, immer besser, immer schneller – wozu? Zum Glück gibt es immer mehr Menschen, die falsche Glücksversprechen durchschauen und sich an anderen Werten orientieren.

»Ich bin nicht mehr so kraftvoll, wie ich einmal war«, sagt Anna auf ihrem Heilungsweg. »Das ist gut so, denn das war nicht angemessen für mich. Ich möchte dahin kommen, dass ich mit mir im Einklang bin.«

Das eigene Maß finden

Wir haben gesehen, dass Erschöpfung mit einem hohen inneren Stresspegel verbunden sein kann. Diese Ladung muss man langsam abbauen. Dabei bekommt man eine immer bessere Wahrnehmung seiner selbst und der eigenen Bedürfnisse.

Unser eigenes Maß finden wir am ehesten im Körper. Er signalisiert uns, was wir brauchen, und hilft uns, unsere eigenen Belastungsgrenzen wahrzunehmen. Unser Körper weiß, wann es uns zu viel wird. Er kommuniziert mit uns. Wir müssen ihm nur zuhören.

»Am liebsten würde ich diese hunderttausend Volt leben, aber meine Gesundheit macht das nicht mit«, stellt Anna fest.

Nach dem Zusammenbruch sortiert sie ihr Leben neu. Sie lernt zu spüren, wann sie sich selbst mit ihren eigenen Anforderungen, es anderen recht zu machen, unter Druck setzt und wie sie sich dabei körperlich anspannt.

»Langsam fange ich an zu spüren, wann ich etwas tue, während ich genau weiß, dass es mir nicht gut tut. Zum Beispiel gehe ich ans Telefon, obwohl ich weiß, ich will viel lieber den Naturfilm anschauen.«

Spüren ist langsam. Zum Spüren brauchen wir Zeit. Und Geduld. Wir begegnen dabei jahrzehntealten Denkgewohnheiten.

»Ich frage mich dann, darf ich das überhaupt? Mir Zeit gönnen, mein Tempo finden?«

»Und: Wie fühlt es sich an, wenn ich eigentlich Nein sagen will?«

»Ich möchte einen neuen Weg finden«, sagt Anna. »Es soll sich im Körper gut anfühlen.«

Grenzen setzen, aber wie?

Sagen Sie manchmal Ja, wenn Sie Nein meinen? Fällt es Ihnen schwer, in Beziehungen Ihre Grenzen zu spüren und zu setzen? Nehmen Sie Ihre Grenzen erst dann wahr, wenn sie bereits überschritten sind?

Gesunde Grenzen statt ungesunder Kompromisse

Das Thema »Grenzen« begegnet uns überall, in Beruf und Privatleben gleichermaßen. Wir fühlen uns im Umgang mit anderen Menschen nur dann wohl und sicher, wenn es in einer Beziehung gesunde Grenzen gibt. Das heißt, wir können Ja sagen, es darf aber auch ein Nein geben.

Gesunde Grenzen zu haben, bedeutet, mit uns selbst und unseren Bedürfnissen in Kontakt zu sein und zu wissen, was wir brauchen. Bevor wir nach außen Grenzen setzen können, müssen wir sie zuerst in uns wahrnehmen und sie ernst nehmen. Für viele Menschen ist das eine große Herausforderung. Wenn wir dazu in der Lage sind, haben wir die Wahl zwischen Ja und Nein und müssen keine ungesunden Kompromisse eingehen.

Hinweise auf fehlende Grenzen

Wenn wir in einen Raum mit anderen Menschen kommen, können wir die Atmosphäre erspüren: entspannt, geladen, hektisch, aggressiv, friedlich. Jeder, der halbwegs offen ist dafür, kann wahrnehmen, was in der Luft liegt. Wer keine Grenzen hat, spürt die Atmosphäre nicht nur, sondern saugt sie förmlich in sich auf.

Ein Beispiel: Wir sind fröhlich und entspannt. Dann kommt der Partner nach Hause. Er ist wütend auf seinen Chef, bei 8 auf der Stress-Skala. Er lässt seine Wut raus, schimpft und lädt ab. Dabei steigt unsere Spannung. Das ist in gewissem Maß normal, denn wenn wir uns auf einen anderen Menschen einstellen, gleichen wir uns an. Sind wir dann jedoch im Nu auch bei 8, ist das ein Hinweis auf fehlende Grenzen.

Viele Menschen sind sich dessen nicht bewusst, dass sie keine Grenzen haben, bis sie in dieser Richtung nachspüren.

Einige Hinweise auf fehlende Grenzen

- Eindrücke aus der Umgebung wie ein Schwamm aufsaugen
- Sich von Hektik leicht anstecken lassen
- Sich in Beziehungen verlieren
- Sich schnell bedroht fühlen
- Sich dünnhäutig fühlen wie rohes Fleisch
- Sich nicht wehren können bei einem verbalen oder körperlichen Angriff oder bei einer ungerechtfertigten Forderung
- Nicht oder nur schwer Nein sagen können
- Unter ständiger Reizüberflutung leiden

Wie Grenzen zerstört werden

Vielleicht haben wir das Gefühl für gesunde Grenzen schon in der Kindheit verloren. Manchmal wurden unsere Grenzen auch bei einem Unfall, einer medizinischen Behandlung, durch Gewalt oder übergriffige Nähe verletzt.

Eine Freundin erzählt: »Ich habe zurzeit die Katze meiner

Nachbarin in Pflege. Heute Morgen bin ich ihr aus Versehen auf die Pfote getreten, und sie jaulte erst auf, dann hat sie mich wie wild angefaucht. Sie war mir, bevor ich ihr Futter gab, um die Beine gestrichen. Ich passte einen Moment nicht auf, und schon war es passiert. Was mich erstaunt hat, war, wie sie in Sekundenbruchteilen vom Kuscheltier zum wilden Panther mutierte.«

Auch wir sind in dieser Hinsicht menschliche Tiere und können, wenn wir uns bedroht fühlen oder verletzt werden, von jetzt auf gleich »zum wilden Panther mutieren«, *wenn*, ja wenn wir nicht traumatisiert wurden. Sich nicht wehren können – das ist eine eingefrorene Traumaerfahrung. Der Körper ist in die Erstarrung gegangen und kollabiert, als die Bedrohung zu groß wurde. Wenn anschließend keine Entladung möglich war, sind wir in der Ohnmacht stecken geblieben.

Schwanken zwischen Zerfließen und Rigidität

Wenn die eigenen Grenzen nicht mehr intakt sind, erlebt man viel schneller ein Gefühl von Bedrohung – auch in harmlosen Situationen. Dieses Gefühl kann schnell ansteigen zu dem unterschwelligen Eindruck, es gehe um Leben oder Tod. Man ist dann entweder wie gelähmt und kann gar nicht reagieren, oder die Reaktionen sind unangemessen heftig. Man schwankt zwischen Zerfließen und Rigidität.

Jemand mit intakten Grenzen kann entscheiden, ob er ein klares Ja oder ein kraftvolles Nein sagen will oder noch Zeit für die Entscheidung braucht. Jemand ohne diese Grenzen wird schwanken zwischen einem halbherzigen Ja, weil er nicht Nein sagen kann, und – ab einem gewissen Grad von Stress – einem unangemessen heftigen Nein als Entladung.

Ein Nein wie ein Angriff

Beate leidet darunter, dass ihr Nein oft vehement ist, fast wie ein Angriff. Als sie an eine aktuelle Situation denkt, fühlt es sich in ihrem Körper an, als müsse sie sich wehren. Ein Bild aus ihrer Kindheit taucht auf. Sie erzählt, dass sie zeitlebens gegen ihren Vater gekämpft hat. Als Kind parierte er ihr Nein mit Schlägen. Irgendwann in der Pubertät begehrte sie auf und fand die Kraft, sich zu wehren. In äußerster Not schrie sie ihn an: »Auch wenn du mich kaputt haust, ich will das nicht!« Von da an gelang es ihr, ihn auf Abstand zu halten.

Heute geht es in Situationen, in denen Beate Nein sagt, nicht mehr um Leben oder Tod. Jetzt will sie lernen, ein Nein auf eine angemessene Weise auszudrücken.

Nicht jeder, der Schwierigkeiten damit hat, klar und angemessen Nein zu sagen, wurde als Kind geschlagen. Aber jeder, der nicht gut Nein sagen kann, hat in irgendeiner Form erlebt, dass das Nein nicht gehört wurde und die eigenen Grenzen nicht respektiert wurden.

Ein Gespür für die eigenen Grenzen bekommen

Um wieder ein Gespür für die eigenen Grenzen zu bekommen, führt der Weg in den Körper. Er signalisiert uns, wann wir im Begriff sind, über uns und unsere Bedürfnisse hinwegzugehen. Wir können lernen, unsere inneren Impulse zu spüren und ihnen zu folgen.

Je stabiler unsere Grenzen werden, desto weniger fühlen wir uns bedroht. Wir fühlen uns dann sicherer in uns selbst. Wir geraten nicht mehr so schnell unter inneren Druck und können uns selbst den Raum geben, zu entscheiden, ob wir Ja oder Nein sagen wollen. Es ist möglich, durch Trauma zerstörte Grenzen wiederherzustellen. Wie das in der Arbeit mit SE geschieht, lesen Sie in »Grenzen wiederherstellen« auf Seite 245.

Die Selbstheilungskräfte anstoßen

Unser Körper verfügt über unglaubliche Selbstheilungskräfte. Sind sie einmal angestoßen, müssen wir sie nur zulassen. So wie bei Sylvia, deren Körper sie überraschte.

Im Körper wohnt Weisheit

Sylvia hatte kein Glück in ihrer Ehe. Der dunkelste Moment ihres Lebens war, als sie anhand von Kontoauszügen entdeckte, dass sie ihr Mann jahrelang mit einer Prostituierten in einer anderen Stadt betrogen hatte. Es war zutiefst demütigend für sie. Nach einer belastenden Scheidung ging sie noch eine schwierige Beziehung ein, und dann hatte sie »für den Rest des Lebens genug von Männern«.

Eines Tages erlebte sie in der Nachbarschaft ein Ehedrama hautnah mit. Sie hörte mit an, wie der Mann seine Frau, mit der Sylvia befreundet war, schlecht behandelte. Er beschimpfte sie auf das Übelste, und sie konnte sich nicht wehren. Sylvia konnte die Situation kaum aushalten. Sie war drauf und dran, hinüberzugehen und einzugreifen. Und dann meldete sich ihr Körper zu Wort.

»Ich fing an, am ganzen Leib zu zittern. Es hat mich richtig geschüttelt. Ich weiß nicht, wie lange es gedauert hat, ich habe jedes Zeitgefühl verloren. Danach wurde ich ganz ruhig. Wenn ich jetzt an meinen Ex-Mann denke, ist es irgendwie anders als vorher – ruhiger, friedlicher.«

Sylvias Körper hat etwas für sie vollendet. Der Streit in der Nachbarschaft rief eine Körpererinnerung wach, die für sie mit Demütigung und absoluter Hilflosigkeit verbunden war. Als ihre Kampfeslust erwachte und sie ihrer Freundin zu Hilfe kommen wollte, setzte ihr Körper sein Selbstheilungspotenzial frei.

Unsere Selbstheilungskräfte nutzen

Der Fähigkeit unseres Körpers zur Selbstheilung werden Sie in diesem Buch immer wieder begegnen. Sie zeigt sich im Ruhebedürfnis, wenn wir kurz vor einer Erkältung stehen, und dem wir nachgeben können oder nicht. Sie zeigt sich in Appetitlosigkeit, wenn der Verdauungsapparat gemeinsam mit dem Immunsystem alle Kräfte braucht, um mit einem Krankheitserreger fertig zu werden.

Ganz besonders zeigt sie sich in der Fähigkeit des Körpers, traumatische Erfahrungen abzuschließen und den damit verknüpften Stress loszulassen. Manchmal geschieht dieser Prozess von alleine, wie bei Sylvia, und man braucht ihn nur zuzulassen. Meistens braucht der Körper Unterstützung dabei. Die Selbstheilungskräfte müssen angestoßen werden – wie eine Kugel. Dann rollen sie von selbst weiter. Genau das machen wir in der Arbeit mit Somatic Experiencing. Wie das gehen kann, lesen Sie im nächsten Kapitel »Trauma über den Körper auflösen« ab Seite 81.

Selbsthilfe: 5-4-3-2-1

Die 5-4-3-2-1-Übung ist eine Achtsamkeitsübung nach Yvonne Dolan, mit der Sie Ihren Stresslevel senken und sich bei großer Aufregung beruhigen können. Sie hilft, wieder ins Hier und Jetzt zurückzukehren und die Gedankenmühle zum Stillstand zu bringen. Sie ist leicht zu erlernen, und Sie können sie überall und jederzeit durchführen. Das Einzige, was Sie dafür brauchen, ist Ihre Aufmerksamkeit.

Die 5-4-3-2-1-Achtsamkeitsübung

Setzen Sie sich bequem hin. Wie hoch ist Ihr Stresslevel im Augenblick auf der Skala von 0 bis 10?

Lassen Sie nun Ihren Blick im Raum umherschweifen. Wenn Ihr Blick an einem Gegenstand hängen bleibt, sagen Sie laut: »Ich sehe …«, zum Beispiel: »Ich sehe die Lampe«. Das machen Sie fünfmal und wechseln dann über zum Hören. Jedes Mal, wenn Sie ein Geräusch bewusst hören, sagen Sie laut »Ich höre …«, zum Beispiel: »Ich höre ein Auto vorbeifahren«, ebenfalls fünfmal. Dann achten Sie darauf, was Sie gerade im Körper spüren und sagen Sie laut »Ich spüre …«, zum Beispiel: »Ich spüre die Lehne in meinem Rücken«, insgesamt fünfmal.

Als nächstes wiederholen Sie das Ganze mit je vier Sinneswahrnehmungen: also viermal »Ich sehe …«, viermal »Ich höre …« und viermal »Ich spüre …«, dann mit jeweils dreien, mit zweien und schließlich nur noch je einer Wahrnehmung.

Spüren Sie nun, was für Sie jetzt anders ist als vor der Übung und wo Sie sich nun auf der Stress-Skala einstufen.

Die 5-4-3-2-1-Übung im Überblick:

- Wie hoch ist Ihr Stresslevel auf einer Skala von 0 bis 10?
- 5-mal: Ich sehe … – 5-mal: Ich höre … – 5-mal: Ich spüre …
- 4-mal: Ich sehe … – 4-mal: Ich höre … – 4-mal: Ich spüre …
- 3-mal: Ich sehe … – 3-mal: Ich höre … – 3-mal: Ich spüre …
- 2-mal: Ich sehe … – 2-mal: Ich höre … – 2-mal: Ich spüre …
- 1-mal: Ich sehe … – 1-mal: Ich höre … – 1-mal: Ich spüre …
- Wie hoch ist Ihr Stresslevel jetzt auf der Skala von 0 bis 10?

Einige Hinweise zur Übung

Bei der 5-4-3-2-1-Übung lenken Sie Ihre Aufmerksamkeit auf die verschiedenen Sinne und benennen, was Sie dabei wahrnehmen. Sie können sich dabei auch wiederholen. Wichtig ist, dass Sie die Dinge bewusst wahrnehmen und einen Augenblick dabei verweilen.

Die Übung ist sehr strukturiert. Das macht sie leicht erlernbar und gibt Sicherheit und Klarheit. Wenn Sie dabei einmal durcheinanderkommen, ist das wahrscheinlich ein Zeichen dafür, dass Sie innerlich bereits herunterfahren. Raten Sie dann, wo Sie gerade waren und machen Sie an dieser Stelle einfach weiter. Das Wichtigste ist, dass die Übung Ihnen hilft, ruhiger zu werden und sich wohl zu fühlen.

TRAUMA ÜBER DEN KÖRPER AUFLÖSEN

Nach mehr als drei Jahrzehnten der Beschäftigung mit dem Thema Trauma bin ich zu dem Ergebnis gekommen, dass Menschen die angeborene Fähigkeit besitzen, Trauma zu besiegen. Ich bin überzeugt davon, dass Trauma heilbar ist …

PETER LEVINE

Die verkannte Ursache vieler Beschwerden

Auch heute noch werden Traumata als Ursache körperlicher und seelischer Beschwerden häufig verkannt, und die Betroffenen bekommen daher nicht die Hilfe, die sie brauchen. Viele Menschen ahnen nicht, dass sie unter Traumafolgen leiden und ihr Leben aus diesem Grund eingeschränkt ist. Sie wissen nicht, dass sie mit gezielter Traumatherapie ihr Leben besser verstehen und bewältigen könnten.

Traumafolgen haben viele Gesichter

Manchmal sind Traumafolgen leicht zu erkennen, dann wieder sind sie gut maskiert. Doch an der Art der Beschwerden kann der geschulte therapeutische Blick festmachen, wann unverarbeitete traumatische Erlebnisse nachwirken.

Seit dem Unfall ist alles anders

Corinna leidet seit anderthalb Jahren unter Gleichgewichtsproblemen, Schwindel und Erschöpfungszuständen ohne medizinischen Befund. Nachdem sie vier Monate krankgeschrieben war, hat sie gerade ihre erste Arbeitswoche im Büro hinter sich. Sie ist verspannt, hat Schmerzen zwischen den Schulterblättern, und ihre Schultern sind hochgezogen. Zwischen Kopf und Körper beschreibt sie eine Trennung und zieht dabei mit der Hand eine Linie quer durch den Hals. Ihren Körper spürt sie nicht.

»Seit dem Unfall ist alles anders. Vor zwei Jahren hatte ich auf einer Asienreise einen Autounfall. Ich bekam eine Eisenstange ins Gesicht«, erzählt Corinna lachend und zeigt auf ihre Stirn. »Passt die Narbe nicht gut ins Gesicht?«

Angst oder Schrecken habe sie nicht erlebt. Lediglich nach dem Unfall, beim Arzt, habe sie gezittert. Er habe eine Decke auf sie gelegt, und während er die Wunde an ihrem Kopf nähte, habe ihr Freund ihre Knie gehalten. Das habe gutgetan.

Die Leichtigkeit, mit der Corinna über den Unfall erzählt, könnte man missverstehen und ihre Dissoziation so deuten, als hätte ihr das Ganze nicht viel ausgemacht. In der Tat hatte in anderthalb Jahren noch niemand einen Zusammenhang zwischen dem Unfall und Corinnas körperlichen Symptomen gesehen oder auch nur in Erwägung gezogen. Dabei kann man an ihren Beschwerden, am fehlenden medizinischen Befund, an ihrer Dissoziation und der Art, wie sie ihre Körperwahrnehmung beschreibt, erkennen, dass die Schockenergie des Unfalls auch zwei Jahre danach noch in ihrem Körper gebunden ist. Ihre Beschwerden sind eine Folge dieses Traumas.

Zwei Arten, wie der Körper bei einem Trauma reagiert

Es gibt zwei Arten, wie der Körper bei einem Trauma reagieren kann: Übererregung und Dissoziation.

Übererregung Man läuft innerlich auf Hochtouren, ist hektisch, schnell aufgeregt oder aufgewühlt, leidet unter Ängsten, Angstfantasien oder unkontrollierten Wutausbrüchen, entwickelt Übererregungssymptome wie Schlafstörungen, Konzentrationsstörungen, die Unfähigkeit zu entspannen oder hat Suchtprobleme.

Dissoziation Man fühlt sich innerlich leer, »wie eine leere Hülle«, gefühllos, wenig lebendig, spürt den eigenen Körper nicht, fühlt sich isoliert, hat »ein Gefühl von Fremdsein«, entwickelt Depressionen und körperliche Symptome wie Fibromyalgie oder chronische Schmerzen. Gleichzeitig besteht eine nach außen nicht sichtbare und oft auch nicht fühlbare hohe innere Erregung. Man fühlt sich hilflos und vom Leben massiv überfordert.

Corinna leidet an einer Kombination aus Übererregung und Dissoziation. Einerseits treten Gleichgewichtsprobleme und Schwindel auf, sobald ihr hohes inneres Erregungsniveau durch äußeren Stress noch weiter ansteigt. Andererseits ist eine Dissoziation daran erkennbar, wie scheinbar locker und fast unbeteiligt sie über den Unfall spricht, dass sie ihren Körper nicht richtig spüren kann, und schließlich an ihren Erschöpfungszuständen. Sie wurde bei dem Unfall traumatisiert und leidet bis heute unter den Folgen.

Woran erkennt man ein Trauma?

Nicht immer ist der Auslöser – das traumatische Erlebnis – so eindeutig zu identifizieren wie bei Corinna. Sie hat ein deutliches Gespür dafür, dass seit dem Unfall alles anders ist. Bei anderen Menschen gibt es augenscheinlich kein Ereignis, das als Auslöser in Frage kommt. Dennoch leiden sie unter deutlichen Traumafolgen.

Woran erkennt man nun ein Trauma, wenn es kein eindeutiges Ereignis gibt, das als Auslöser infrage kommt?

Ein Trauma erkennt man in erster Linie an seinen Folgen: den Übererregungssymptomen, den Dissoziationssymptomen oder an einer Kombination aus beiden.

Übererregung fühlt sich an, als würde ein 440-Volt-Gerät an ein 220-Volt-System angeschlossen. Man bekommt zu viel Strom. Schließlich brennt die Sicherung durch, das System schaltet ab, um sich selbst zu schützen. Das ist dann vergleichbar mit Dissoziation.

Während die Übererregungssymptome leicht zu erkennen sind, wirken Menschen, die bei einem Trauma dissoziierten und in diesem Zustand verblieben sind, nach außen ruhig. Es ist leicht zu übersehen, dass sie unter hohem innerem Druck stehen. Auch sie selbst nehmen diesen Druck meist erst dann wahr, wenn sie sich mit ihrem Leben völlig überfordert fühlen.

Bisherige Bewältigungsstrategien

Unverarbeitete Traumata, vor allem frühe, oft namenlose Traumata, und deren Folgen wirken auf vielfältige Weise auf unser Leben und unsere Beziehungen ein. Viele von uns haben sich daher schon früh im Leben Bewältigungsstrategien zugelegt, um mit dem hohen inneren Druck in schwierigen Situationen zurechtzukommen.

Diese Strategien waren die bestmöglichen, die wir zum damaligen Zeitpunkt zur Verfügung hatten. Sie haben unser Leben geprägt und beeinflussen es noch. Hier ist eine Auswahl möglicher Bewältigungsstrategien und wie sich diese auf unser Leben auswirken.

Der Leistungstyp Der Leistungstyp hat früh gelernt, dass man sich anstrengen muss – um jeden Preis. Er hat schmerzlich erfahren müssen, dass seine Bedürfnisse nicht zählen und dass er sich nur durch Leistung ein wenig Liebe verdienen kann. Er kann sich nicht spüren, wendet das Leistungsprinzip auf jeden Lebensbereich an und setzt sich ständig unter dem Druck, besonders gut sein zu müssen.

Das HB-Männchen Das HB-Männchen war eine Zeichentrickfigur aus den 1960er- und 1970er-Jahren, mit dem die gleichnamige Zigarettenmarke beworben wurde. Das immer gleiche Schema war: Etwas lief schief, das HB-Männchen regte sich fürchterlich auf, tobte und ging schließlich in die Luft. »HB-Männchen« sind Menschen, die auf einem hohen inneren Stresspegel leben, beim geringsten Anlass in den roten Bereich geraten und sich nicht anders zu helfen wissen, als zu explodieren.

Der Einzelgänger Der Einzelgänger hat früh im Leben die Erfahrung gemacht, dass Beziehungen bedrohlich sind. Auch wenn tief in ihm eine große Sehnsucht nach Nähe vorhanden ist, überwiegen die traumatischen Erfahrungen und lassen ihn kapitulieren.

Der Kontrolltyp Das Erleben eines Traumas ist mit absoluter Hilflosigkeit verbunden. Um dieses unerträgliche Gefühl nicht noch einmal erleben zu müssen, tut der Kontrolltyp alles, um sein Leben, seine Beziehungen, seine Gefühle unter Kontrolle zu halten.

Der Leidenschaftslose Erinnern Sie sich an die Stressreaktionen Kampf, Flucht, Erstarrung und Kollabieren? Der Leidenschaftslose ist irgendwann kollabiert, er hat innerlich resigniert. Er musste seine ursprüngliche kindliche Lebendigkeit und natürliche Verspieltheit abspalten. In dieser Reaktion ist er stecken geblieben. Als Erwachsener weiß er nicht mehr, was ihm wirklich Freude bereitet. Er ist nur noch mit Pflichterfüllung beschäftigt.

Der Kopfmensch Der Kopfmensch hat irgendwann seinen Intellekt als wichtigste Ressource entdeckt, um unter emotional unbefriedigenden Umständen überleben zu können. Er hat vielleicht einen brillanten Verstand entwickelt und vollbringt auf intellektuellem Gebiet große Leistungen. Schwierig wird es aber für ihn, wenn er in eine emotionale Krise kommt.

Der Hypersensible Für den Hypersensiblen wird schnell alles zu viel. Er hat ein übersensibles Nervensystem, das immer auf der Hut ist, und er wird leicht von Eindrücken überwältigt. Er musste früh lernen, alle Antennen auszufahren, um seine Umgebung und seine Bindungspersonen einzuschätzen, und diese Fähigkeit wird ihm nun manchmal zum Verhängnis.

Der Suchtmensch Der Suchtmensch lebt auf einem hohen inneren Stresslevel, der kaum zu ertragen ist. Irgendwann hat er die Erfahrung gemacht, dass ein Suchtmittel, welcher Art auch immer, ihn vorübergehend beruhigt. Er kann damit seine Spannungszustände auf einem erträglichen Niveau halten.

Wieso Traumatherapie?

»Wieso Traumatherapie? Du hast doch kein Trauma!«, sagte der Ehemann einer ständig unter Hochspannung stehenden Klientin verständnislos, als sie sich auf den Weg in meine Praxis machte. Auch sie selbst hatte zunächst die Existenz von traumatischen Erlebnissen entschieden verneint. Erst im Lauf der Therapie begann sie zu sehen, welche Folgen die Kriegstraumatisierungen in ihrer Familie auch bei ihr hinterlassen hatten.

Angehörige tun sich manchmal schwer damit, die Tatsache zu akzeptieren, dass ein ihnen nahestehender Mensch traumatisiert ist. Es macht sie hilflos. Bei vielen löst schon das Wort »Trauma« Widerstand aus. Auch in ambulanten und stationären Therapien erhält der Aspekt »Trauma« bei der Diagnose und in der Behandlung selbst häufig nicht den Stellenwert, der ihm gebührt. Damit wird die Chance vertan, den Betroffenen optimal zu helfen.

So wird zum Beispiel übersehen, dass eine Psychotherapie mit einem traumatisierten Menschen einen grundlegend anderen Fokus haben muss als mit einem nicht traumatisierten. Im Mittelpunkt einer Traumatherapie muss der Fokus auf die Ressourcen gerichtet sein, die es jemandem ermöglicht haben, mit den erlebten Belastungen weiterzuleben. Diese inneren Kraftquellen sind immer da, sonst hätte der Mensch nicht überlebt. Manchmal sind sie verschüttet, dann muss der Zugang zu ihnen wieder freigelegt werden. Mit dem Wiederentdecken und bewussten Erleben der eigenen Ressourcen kommen Kraft und Lebensfreude zurück.

Neue Bewältigungsstrategien mit Somatic Experiencing

Die Erkenntnis, wie das eigene Leben durch traumatische Erfahrungen und ihre Folgen eingeschränkt wurde, kann zunächst erschreckend sein. Man ist erschüttert von der Schwere des Erlebten. Vielleicht sieht man zum ersten Mal, dass nicht normal war, was man bisher für normal gehalten hatte.

Andererseits öffnet sich ein neuer Weg. Die Traumafolgen sind ja sowieso da und immer da gewesen. Sie sind ganz real im Körper gespeichert als innere Hochspannung, die sich irgendwann nicht länger in Schach halten lässt. Immer wieder habe ich erlebt, wie froh betroffene Klienten sind, wenn sie endlich verstehen, warum sie so sind, wie sie sind, und warum sie bestimmte Probleme haben. Sie haben dann endlich das Gefühl, ihren bisher unerklärlichen Beschwerden nicht mehr hilflos ausgeliefert zu sein.

Gleichzeitig zeige ich ihnen mit Somatic Experiencing einen Heilungsweg auf, bei dem sie das Trauma nicht noch einmal erleben müssen. Vielmehr erlernt ihr überaktives und überempfindliches Nervensystem neue Bewältigungsstrategien, und sie können mithilfe ihres Körpers eine noch nicht dagewesene Lebensqualität erleben.

Trauma aus biologischer Sicht

Was mir an der Arbeit mit SE so gut gefällt, ist der neutrale biologische und zugleich lösungsorientierte Blick auf Traumata. Wir sehen die Traumaerfahrung weder als Krankheit noch als Störung an. Die Störung kommt von außen in Form eines gewaltsamen Geschehens, das unsere Verarbeitungsmöglichkeiten übersteigt und uns überwältigt. Die körperliche und seelische Reaktion auf ein traumatisches Erlebnis ist hingegen *eine normale Reaktion auf ein unnormales Ereignis.*

Trauma – ganzheitlich betrachtet

Während sich gesprächsorientierte Therapien auf der Verstandes- und Emotionsebene bewegen und dabei unser Großhirn und das limbische System ansprechen, bezieht Somatic Experiencing den Körper mit ein – und damit unser Stammhirn. Dieser entwicklungsgeschichtlich älteste Gehirnteil, den wir mit den Reptilien gemeinsam haben, steuert unsere Notfallprozesse und ist damit zentral an der Verarbeitung und Auflösung von Traumata beteiligt. Diesen interdisziplinären Ansatz verdanken wir Peter Levine. Als promovierter Biophysiker und promovierter Psychologe brachte er einen bahnbrechend neuen Gesichtspunkt in die Traumaforschung und -behandlung ein: Trauma ist in erster Linie ein komplexes psychophysiologisches Geschehen, bei dem die Biologie eine entscheidende Rolle spielt. Betrachten wir es nur aus psychologischer Sicht, werden wir der Komplexität unserer Körperreaktionen nicht gerecht.

Sind wir Menschen einer Bedrohung ausgesetzt, reagieren wir genauso wie Tiere. Auch wenn wir ein hochentwickeltes Großhirn besitzen, übernehmen bei Gefahr doch unsere ältesten, »primitiven« Gehirnteile die Regie. Wir reagieren automatisch mit Kampf- und Fluchtreflexen, und unser Körper stellt dafür enorme Energien zur Verfügung.

Unser Verstand kann diese automatischen Notfallreaktionen sogar stören. Zum Trauma kommt es, wenn der natürliche biologische Ablauf von Kampf oder Flucht unterbrochen wird, weil wir von etwas oder jemandem überwältigt werden. Es kann sogar sein, dass wir durch unsere Fähigkeit zu überlegen in diesen natürlichen Prozess eingreifen.

Denn wenn wir uns nicht entscheiden können, ob wir besser fliehen oder kämpfen – das heißt, wir funken mit dem Großhirn dazwischen! –, wird die normale Notfallreaktion abrupt unterbrochen, wir »bleiben stecken«. Die aktivierte Überlebensenergie kann sich nicht auf normalem Weg entladen, unser internes Verteidigungssystem bleibt in Alarmbereitschaft und handlungsbereit. Wir sind weiterhin innerlich »auf dem Sprung«.

> Trauma ist also keine Krankheit oder Störung, sondern aus biologischer Sicht ein nicht abgeschlossener neurobiologischer Prozess, der ursprünglich dem Überleben dient.

Überlebensenergie im Nervensystem und Traumafolgesymptome

Folgesymptome eines Traumas entwickeln sich, wenn die bereitgestellte Überlebensenergie weiterhin im Nervensystem gebunden ist und keinen Ausweg findet. Solange die Krisenenergie nicht entladen wird, dauert die innere Hochspannung an.

In diesem Spannungszustand leben viele Menschen nach einem Trauma. Einige schaffen es aus eigener Kraft und vor allem mithilfe guter sozialer Unterstützung, wieder in die Normalität zurückzukehren. Sie entwickeln keine posttraumatischen Symptome. Sie haben verständnisvolle Menschen an ihrer Seite, können weinen oder finden andere Wege, die aufgestaute Spannung nachträglich zu entladen. Diese Menschen verfügen über eine hohe Resilienz – das heißt, seelische und körperliche Erholungsfähigkeit – und über genügend innere und äußere Ressourcen, die es ihnen ermöglichen, aus der inneren Lähmung herauszukommen. Mehr darüber können Sie in »Ressourcen – Schlüssel zur Heilung« ab Seite 123 lesen.

Die überwiegende Mehrheit der traumatisierten Menschen hat nicht dieses Glück. Sie bleiben innerlich im Notfallmodus stecken. Von nun an hat ihr Leben eher die Qualität von Überleben statt Leben. Sie entwickeln Traumafolgesymptome, wie sie in der »Checkliste für posttraumatischen Stress« auf Seite 51 aufgeführt sind.

Am schlimmsten sind die Folgen

Eva hat vor acht Monaten einen Unfall erlebt und seitdem unter anderem mit Rückenschmerzen zu kämpfen. Sie redet ruhig über den Unfall, fährt aber hoch, wenn sie von ihren Schlafproblemen spricht.

»Am schlimmsten sind die Folgen!«, klagt Eva. Sie gerät außer sich, wenn sie sich eine Operation ausmalt, und entwickelt Panik, weil sie sich schon gelähmt im Rollstuhl sitzen sieht.

Gleichzeitig fragt sie sich: »Wie soll mein Körper genesen, wenn er immer nur unter Strom steht?«

Eva spürt es am eigenen Leib: Was ihr am meisten zu schaffen macht, ist die hohe innere Erregung des Nervensystems mit ihren chronischen Auswirkungen.

> Trauma ist nicht nur das erlebte Ereignis, sondern vor allem dessen Auswirkungen auf Gehirn und Körper.

Ein neutraler Blick auf das Trauma und seine Folgen

Bei einem Vortrag über die Auswirkungen von Traumata auf das Nervensystem fragte mich eine Zuhörerin besorgt: »Ich habe etwas Traumatisches erlebt. Ist mein Nervensystem jetzt krank?« Nein, ihr Nervensystem ist nicht krank. Es ist überlastet und daher desorganisiert. Es schlägt öfter Alarm als ein nicht traumatisiertes Nervensystem und springt schon auf harmlose Reize an. Es ist überaktiv, weil es mit einer Überdosis Energie fertigwerden muss.

Die offizielle Diagnose für langfristige Traumafolgen heißt »posttraumatische Belastungsstörung«. Nimmt man die neutrale biologische Perspektive von Somatic Experiencing ein und sieht man Traumafolgen als einen Versuch des Nervensystems an, irgendwie mit der gebundenen Notfallenergie umzugehen, kann das für viele Betroffene entlastend sein. Einem überaktiven Nervensystem muss man eben den Weg zeigen, wie es seine überschüssige Energie entladen kann. Dann gehen auch die Symptome zurück.

Der biologische Abschluss der Traumareaktion

Bei unserer Arbeit haben wir immer das Potenzial unserer Klienten im Blick. Damit meine ich hier in erster Linie die in der Gefahrensituation mobilisierte Notfallenergie, die – von außen oder von innen – blockiert wurde. Wir spüren diese körperliche Energie auf, die während des Traumas eingefroren wurde, und nutzen sie zur Heilung.

Posttraumatische Symptome sind das Ergebnis ursprünglich sinnvoller Verteidigungs- oder Fluchtreaktionen auf eine Bedrohung, die nicht zu einem erfolgreichen Abschluss gebracht werden konnten. Diese Symptome dürfen wir auf keinen Fall unterdrücken, denn in ihnen liegt eine Kraft, die wir in heilsame Bahnen lenken können. Wir nutzen sie als wichtige Ressourcen, um Traumata aufzulösen.

Ein Beispiel: Jemand hat einen Überfall erlebt, bei dem der Angreifer von vorn kam. Der Versuch, sich mit den Armen zu verteidigen, wurde abgeblockt. In einer Therapiesitzung taucht ein unwillkürlicher Impuls auf, mit den Armen eine Schutz- oder Verteidigungsbewegung vor dem Körper zu machen. Wenn wir diese Geste aufgreifen und den Klienten dabei begleiten, sie bewusst und ganz langsam auszuführen, knüpft der Körper an die damals gewaltsam unterbrochene Bewegung an. Während sie jetzt im Gegensatz zu damals zu Ende gebracht wird, kann der Körper die seitdem aufgestaute Spannung entladen.

Im Ersten Weltkrieg und danach gab es die »Kriegszitterer«. Das waren traumatisierte Soldaten, die unkontrolliert zitterten und, wie man auf alten Videos sehen kann, mit Armen und Beinen scheinbar unkoordinierte Bewegungen machten. Leider werden wir auch Zeuge davon, wie sie festgebunden und ruhiggestellt wurden in dem Versuch, ihre Symptome zu unterdrücken. Doch diese Maßnahmen bewirkten das Gegenteil. Die Soldaten waren mit Gewalt davon abgehalten worden, sich erfolgreich zu verteidigen oder sich aus ihrer unerträglichen Situation zu befreien. Durch das Festgebundenwerden erlebten sie erneut absolute Hilflosigkeit und wurden retraumatisiert. Hätte man damals schon gewusst, dass ihre scheinbar ziellosen Bewegungen der Versuch des Körpers waren, ihre in traumatischen Situationen erfolgslos gebliebenen Verteidigungsbemühungen abzuschließen, wäre ihnen viel Leid erspart geblieben.

Bei der Traumaheilung weist uns der Körper den Weg. Wenn wir achtsam mit ihm umgehen, können wir seine Signale nutzen, um einen Heilungsprozess in Gang zu setzen und im Körper gespeicherte Traumata aufzulösen. An die Stelle von Hilflosigkeit und Lähmung tritt dann ein körperlich spürbares Gefühl von Lebensfreude und der Kraft, das Leben meistern zu können.

Warum die Zeit nicht alle Wunden heilt

Nach einem Verlust wollen wir uns manchmal mit dem Spruch »Die Zeit heilt alle Wunden« trösten. Darin liegt insofern eine Wahrheit, als wir mit der Zeit inneren Abstand zu bestimmten Geschehnissen bekommen und der Schmerz nachlässt.

Doch bei einem Trauma liegt die Situation anders. Hier heilt die Zeit nicht alle Wunden. Das hat damit zu tun, wie unser Körper Traumata speichert.

Zwei Arten von Gedächtnis

Wir haben zwei Arten von Gedächtnis. Beide funktionieren grundlegend unterschiedlich:

Das eine ist unser *Wissensgedächtnis*, auch »explizites« oder »bewusstes« Gedächtnis genannt. Wenn Sie sich an ein normales Erlebnis erinnern, zum Beispiel Ihren ersten Schultag, wissen Sie wahrscheinlich genau, dass dies ein Tag vor langer Zeit in Ihrer Kindheit war. Sie wissen es einfach. Das Ereignis ist vorbei und liegt auf der Zeitachse weit zurück.

In unserem Gehirn ist der Hippocampus, ein Teil des limbischen Systems, dafür zuständig, Erfahrungen als abgeschlossen abzuspeichern. Sie werden in unserem expliziten Gedächtnis abgelegt. In diesem Wissensgedächtnis sind Ereignisse und Fakten gespeichert, an die wir uns bewusst erinnern können, die wir zeitlich in unser Leben einordnen und die wir erzählen können.

Daneben verfügen wir über ein *Verhaltensgedächtnis*. Es wird »implizites« oder »unbewusstes«, auch »prozedurales« Gedächtnis genannt. Es ist zuständig für automatisierte Handlungsabläufe, zum Beispiel Radfahren, Autofahren oder Klavierspielen. Der Inhalt des prozeduralen Gedächtnisses kann nicht über Worte abgerufen werden, sondern nur über das Verhalten, das heißt, über bestimmte Bewegungsabläufe. Wenn wir ein Musikstück oft genug geübt haben, spielen es die Finger von allein. Wer einmal schwimmen gelernt hat, vergisst es nie. Die Bewegungsabläufe sind im Verhaltensgedächtnis gespeichert und über das Tun oder über Sinneserfahrungen abrufbar.

Wie unser Gedächtnis Traumata speichert

Bei einem traumatischen Erlebnis, das uns überwältigt und hilflos macht, schüttet unser Körper große Mengen von Stresshormonen aus. Sie blockieren den Hippocampus, denn in diesem Augenblick haben andere, lebensrettende Funktionen Vorrang.

Das hat zur Folge, dass die normale Abspeicherung eines Erlebnisses als abgeschlossenes Ereignis nicht stattfindet. Lediglich einzelne Bruchstücke der Erinnerung werden gespeichert, und zwar in unserem impliziten oder unbewussten Gedächtnis. Diese *Erinnerungssplitter* – zum Beispiel ein Geruch oder ein Geräusch – werden alle getrennt voneinander abgelegt. Jeder einzelne von ihnen ist hochgradig aufgeladen. Die fehlende Verbindung zwischen den Erinnerungssplittern ist ein Schutzmechanismus unseres Körpers, da die hohe Ladung sonst nicht gehalten werden könnte.

Wenn im Traumageschehen körperliche Flucht- oder Verteidigungsbewegungen abrupt unterbrochen werden, ist es für den Körper, als bliebe die Zeit auf einer bestimmten Ebene stehen – als wäre die Pausentaste gedrückt, nicht die Stopptaste. Die Bedrohung existiert im Körper weiterhin. Das Stresserleben bleibt unterschwellig abrufbereit und kann jederzeit reaktiviert werden: Dann wird es erneut so erlebt, als spielte es sich gerade jetzt in diesem Augenblick ab. Das Nervensystem wartet sozusagen darauf, dass die Pausentaste gelöst wird und der Film weitergeht.

Es spielt dabei keine Rolle, wie lange die traumatische Erfahrung her ist. Auch wenn Jahre oder Jahrzehnte dazwischenliegen, fühlt es sich für den Körper manchmal so an, als geschähe sie jetzt, denn sie ist nicht als vergangen abgespeichert. Der Stress von damals ist noch nicht vorbei.

Traumatische Erfahrungen werden nicht in unserem bewussten Wissensgedächtnis, sondern in unserem unbewussten Verhaltensgedächtnis abgespeichert, und zwar als abrupt unterbrochene, sinnvolle körperliche Reaktionen, die darauf warten, endlich abgeschlossen zu werden.

Ich muss wissen, was auf der Welt los ist

Meine Eltern waren fanatische Nachrichtenhörer. Auf langen Autofahrten mussten wir Kinder hinten im Auto jede Stunde die ausführlichen Nachrichten im Deutschlandfunk über uns ergehen lassen.

Mit über siebzig ließ sich meine Mutter im Schlafzimmer einen Fernseher installieren. Obwohl sie ihr Leben lang unter Schlafstörungen litt, musste sie abends immer noch einmal die Nachrichten sehen. Der neue Fernseher lieferte nun die aktuellsten Bilder von Attentaten, Unglücken und Kriegsereignissen in ihr Schlafzimmer. Mit diesen Bildern im Kopf konnte sie dann nicht einschlafen und musste eine Schlaftablette einnehmen.

»Ich verstehe nicht, warum du dir das antust«, sagte ich resigniert, wenn sie wieder einmal über ihre Schlaflosigkeit klagte.

»Ich muss wissen, was auf der Welt los ist«, beharrte sie eisern.

Ich war ratlos. Bis ich eines Tages begriff. Es war, als ich zum ersten Mal las, wie bei einem Trauma die normale Abspeicherung von Erlebnissen auf einer Zeitachse blockiert wird. Ich las weiter, dass es sich für das Gehirn und den Körper so anfühlt, als seien die überwältigenden Ereignisse von früher immer noch im Gange. Auf einmal wurde mir alles klar.

»Du lebst immer noch im Krieg«, sagte ich betroffen zu meiner Mutter.

Sie war eine Weile still.

»Ja«, sagte sie dann, »da kannst du recht haben.«

Obwohl sie die Nachrichten aufregten und nicht schlafen ließen, beherrschte ihr Bedürfnis zu wissen, was auf der Welt los ist, alles. Wie damals im Krieg. Der Unterschied ist nur, dass die Nachrichten damals tatsächlich lebenswichtig waren. Heute sind sie das nicht. Aber für ein traumatisiertes Nervensystem gibt es diesen Unterschied nicht.

Leben auf einem inneren Vulkan

Traumata mit ihren Folgen sind Zeitbomben. Wenn sie Jahre oder Jahrzehnte zurückliegen, denken wir vielleicht: »Ach, das ist so lange her«, und nehmen sie nicht ernst. Doch das ist ein Irrtum.

Auch weniger gravierende unabgeschlossene Dinge können uns in der Vergangenheit festhalten. Manchmal kleben wir gedanklich an einer Situation, in der etwas ungesagt blieb. Wir malen uns im Nachhinein aus, was wir hätten sagen können und sollen, und unsere Gedanken kreisen um das Ungesagte. Erst wenn alles getan ist, ist eine Sache für uns innerlich abgeschlossen. Das gilt umso mehr für traumatische Situationen, in denen es um Leben oder Tod ging. Die damals nicht zu Ende gebrachten biologischen Notfallimpulse warten darauf, abgeschlossen werden.

Es ist wie ein Leben auf einem inneren Vulkan. Er kann jederzeit ausbrechen. Erlebt ein Kind traumatische Erlebnisse und kann es sie nicht verarbeiten, bleibt die Erinnerung daran im Körper gespeichert. Es können vierzig, fünfzig oder mehr Jahre zwischen dem schlummernden Trauma und seiner Entdeckung liegen. Bis dahin zeigt es sich vielleicht indirekt in scheinbar unerklärlichen Übererregungssymptomen oder in einem fehlenden Kontakt zu sich selbst. Irgendwann – ausgelöst durch zusätzlichen äußeren Druck, zum Beispiel durch eine Scheidung, Mobbing oder den Verlust des Arbeitsplatzes –

kann der Körper den inneren Druck nicht mehr halten. Man gerät in eine Krise mit einer Depression, Schlafstörungen, Erschöpfungszuständen usw.

So wird auch verständlich, warum so viele alte Menschen in Seniorenheimen unter Albträumen und Kriegserinnerungen leiden. Ihre zunehmende Hilflosigkeit im Alter führt dazu, dass sich ihr Körper erinnert: Sie fühlen sich wieder wie als kleines Kind im Krieg, alte Ängste und Schrecken werden wiedererlebt.

Es geht immer noch um Leben oder Tod

Da traumatische Ereignisse in unserem Verhaltensgedächtnis abgespeichert sind (und dies auch noch bruchstückhaft), können wir uns nicht zusammenhängend an sie erinnern und sie wie eine Geschichte bewusst erzählen. Wir merken es jedoch an unserer heftigen und unangemessenen Reaktion, wenn wir uns unbewusst an eines dieser hochgradig geladenen Fragmente erinnern.

Das kann so aussehen:

- Beim Anblick eines Hundes bekommt man Panik. Im Nu ist man wieder das Kind, das von einem Hund ins Bein gebissen wurde und das danach beim Arzt auch noch eine Tetanusspritze in den Po gejagt bekam.
- Jemand widerspricht einem, man fühlt sich sofort angegriffen und vertritt den eigenen Standpunkt mit einer Heftigkeit, als ginge es um das eigene Leben.
- Der Gedanke an eine Prüfung oder ans Fliegen verursacht Schweißausbrüche, Herzrasen, Schwindel und fast eine Ohnmacht.
- Man kann Schlange stehen kaum aushalten. Am liebsten will man sofort wegrennen.
- Man hört jemanden eine Melodie pfeifen und hat das Gefühl »Ich sterbe«.

- Eine Gesichtsform, eine Brillenform, eine Stimmfärbung versetzt einen in höchste innere Erregung.
- Jemand sagt eine Verabredung ab, und man fällt in abgrundtiefe Verzweiflung.

Für sich allein macht jeder dieser Erinnerungssplitter keinen Sinn. Doch durch solche an sich harmlosen Reize, »Trigger« genannt, werden wir direkt in unbewusste traumatische Erinnerungen hineinkatapultiert. Das erklärt, wie Panikattacken durch irgendeinen kleinen Auslöser oder scheinbar ohne Grund aufflammen können und warum Menschen, die eine traumatische Trennung erlebt haben, sich manchmal nie wieder binden. Durch einen entsprechenden Schlüsselreiz geraten wir im Nu in den Notfallmodus und reagieren dann, als ginge es um Leben oder Tod.

Dass wir durch einen objektiv geringfügigen Reiz in den roten Bereich geraten können, ist in der menschlichen Biologie angelegt. Unser Notsystem springt bei – echter oder vermeintlicher – Gefahr lieber hundert Mal zu oft an als ein Mal zu wenig. Normalerweise beruhigen wir uns nach einer Weile wieder. Doch ein aufgrund früherer Traumata überaktives Nervensystem springt viel schneller an und beruhigt sich viel langsamer. Es bleibt viel eher im roten Bereich stecken, solange es nicht gelernt hat, einen Ausweg zu finden.

Traumata gehören zum Leben. Wir können uns davor nur zum Teil schützen. Jeder von uns hat bereits traumatische Erfahrungen im Sinn überwältigender Erlebnisse gehabt. Wir können jedoch lernen, mit den Folgen anders umzugehen. Wenn wir verstehen, wie wir unseren Körper dabei unterstützen können, Traumata zu heilen und unsere innere Balance wiederzufinden, können wir langfristige Folgen verhindern.

Schocktrauma und Entwicklungstrauma

Man unterscheidet zwei Arten von Traumata: Schocktrauma und Entwicklungstrauma. Beiden ist gemeinsam, dass der innere Stresslevel extrem ansteigt, was schließlich zur Erstarrung und/oder zum Kollabieren führt, ohne das anschließend eine Entladung der Spannung stattfinden kann. Sie haben auch gemeinsam, dass die Zeit dabei stehen bleibt. Doch ist es ein Unterschied, ob die Zeit stehen bleibt, wenn man bereits erwachsen ist oder wenn man noch klein und völlig auf eine Bezugsperson angewiesen ist und sich ohne sie nicht zu helfen weiß. Daher gibt es auch in der Art und Weise, wie wir mit diesen unterschiedlichen Themen arbeiten, große Unterschiede.

Schocktrauma – ein einzelnes Ereignis

Ein Schocktrauma ist ein einzelnes Ereignis, das unsere Verarbeitungsmöglichkeiten übersteigt und uns überwältigt. Das kann zum Beispiel eine Naturkatastrophe oder ein Unfall sein, der plötzliche Arbeitsplatzverlust, die Diagnose einer schweren Krankheit oder der unerwartete Verlust eines geliebten Menschen. Ein Schocktrauma ist zeitlich klar umgrenzt.

Auch alltägliche Ereignisse wie medizinische Eingriffe, Verlassenwerden, Verrat, ein Fahrradsturz, das Miterleben von Gewalt in natura oder im Fernsehen können als traumatisierend erlebt werden. Für ein kleines Kind kann es zutiefst verstörend sein, einen Tierfilm anzusehen, in dem ein Tier von einem anderen getötet und gefressen wird.

Zu einem Schocktrauma wird ein Ereignis, wenn die natürliche Notfallreaktion nicht erfolgreich abgeschlossen werden kann. Entweder werden die unwillkürlichen Verteidigungs- oder Fluchtimpulse auf irgendeine Weise gestoppt, oder die Notfallreaktion geht weiter bis zur Erstarrung und/oder zum Kollabieren, und die aktivierte Energie kann nach dem Ereignis nicht entladen werden. Der Effekt mit der Pausentaste tritt ein: Für den Körper läuft in diesem Augenblick die Zeit nicht weiter, und auch ein Teil der Persönlichkeit verbleibt an diesem Punkt.

Schocktraumata auflösen

Wenn es gelingt, eine Atmosphäre von Sicherheit zu schaffen und genügend Ressourcen aufzubauen, kann das Nervensystem an der damals unterbrochenen Stelle anknüpfen. Der Körper führt dann unwillkürlich die Verteidigungs- oder Fluchtbewegungen, die damals nicht zum Zuge kamen, zu Ende. Die Spannung entlädt sich, das Ereignis wird abgeschlossen, das Trauma löst sich auf. Die Erinnerung an das Ereignis ist noch da, aber sie ist neutral und nicht mehr aufgeladen.

Wenn wir von einem »Trauma« sprechen, denken wir meist an ein einzelnes Ereignis, also ein Schocktrauma. Auch in medizinischen Fragebögen zur posttraumatischen Belastungsstörung stehen die genannten Symptome immer in Bezug zu einem bestimmten Ereignis. So wird zum Beispiel gefragt, ob jemand vier Wochen oder sechs Monate nach einem Ereignis unter Schlafstörungen leidet.

Was aber, wenn jemand schon immer einen unruhigen Schlaf hatte oder andere Beschwerden vorweist, die auf ein unaufgelöstes Trauma schließen lassen, es aber kein eindeutig identifizierbares Ereignis gibt? Dann gab es im Leben dieses Menschen frühe Traumatisierungen, das sogenannte Entwicklungstrauma.

Entwicklungstrauma – frühes Trauma

Unter einem Entwicklungstrauma verstehen wir eine Serie von Ereignissen, die das Baby oder Kleinkind in seinen Verarbeitungsmöglichkeiten restlos überforderten. Entwicklungstrauma bedeutet permanente innere Überwältigung und damit

Daueralarm im Nervensystem. Bei einem kleinen Kind ist die Grenze zur Überforderung schnell erreicht, bei einem Baby noch schneller. Es ist leicht überstimuliert.

Schreien vor Verzweiflung

Eine Klientin erzählt emotionslos davon, dass sie als Kind ein halbes Jahr lang in einer Gipsschale liegen musste. Ihre Mutter erzählte ihr, dass es im Sommer darin unerträglich heiß war und dass sie vor Verzweiflung schrie. Sie selbst erinnert sich nicht daran. Diese Erinnerungen sind für das Bewusstsein ausgeblendet, dissoziiert, aber in ihrem Körper immer noch gespeichert.

Permanente Überwältigung

Das Nervensystem des Säuglings befindet sich in einer rasanten Entwicklung. Bei der Geburt ist bereits eine hohe Anzahl von Nervenzellen vorhanden, die jedoch noch nicht vollständig vernetzt sind. Das geschieht erst durch die Interaktionen mit der Mutter. Ein Trauma zu einem frühen Zeitpunkt greift in diesen Entwicklungsprozess ein – es ist für das Kind *zu früh, zu viel, zu lang anhaltend*. Es ist permanent überfordert und hat keine Möglichkeit, den Stress zu entladen. Sein Nervensystem bleibt in Angst und hoher Erregung stecken. Es wird daher auch später schneller in Stress geraten, weil die Erinnerung an die frühen Traumata im Körper jederzeit abrufbar bleibt, solange sie nicht verarbeitet ist.

Eine störungsfreie Entwicklung des Nervensystems wird erschwert durch

- vorgeburtliche Traumata, zum Beispiel eine versuchte Abtreibung; man weiß aus bildgebenden Verfahren, dass sich der Fötus sich im Mutterleib zusammenzieht, wenn die Mutter Stress erlebt oder nur daran denkt,
- eine Frühgeburt und eine lange Zeit im Brutkasten ohne Körperkontakt oder eine lange, schwierige Geburt,

- frühe Erlebnisse von Krieg, Bombenalarm oder Flucht,
- psychische oder körperliche Krankheiten, Abwesenheit oder Tod der Mutter und darauffolgende Vernachlässigung oder den häufigen Wechsel von Bezugspersonen,
- mangelnde Wahrnehmung, Empathie und Versorgung für das Kind aufgrund von anhaltendem Stress oder traumatischen Erlebnissen der Eltern.

Entwicklungstrauma heilen

Durch frühe Traumatisierungen wurde die normale kindliche Erfahrung, die Welt zu erforschen, in Besitz zu nehmen und durch eigenes Handeln beeinflussen zu können, beeinträchtigt oder teilweise gar nicht erst ausgebildet. Ein gesundes Selbstwertgefühl und das Gefühl, das Leben selbst gestalten zu können, konnten nur schwer entstehen. Entwicklungstrauma als Serie permanenter Überforderungs- und Überwältigungserlebnisse führte dazu, dass Teile der Persönlichkeit in gewisser Hinsicht auf einer bestimmten Entwicklungsstufe stehen geblieben sind und man sich auch als Erwachsener noch häufig klein und hilflos fühlt.

Bei der therapeutischen Arbeit mit Entwicklungstrauma steht nicht so sehr die Vollendung von Verteidigungs- oder Fluchtimpulsen im Vordergrund. Es geht vielmehr zunächst darum, sich daran zu erinnern, dass man gerade wegen der schwierigen Startbedingungen im Leben unendlich viele Fähigkeiten und Ressourcen entwickelt hat und trotz allem erwachsen geworden ist.

Wenn es gelingt, dieses Wissen in den Körper zu bringen und zu spüren, beginnt das Nervensystem, einen heilsamen Prozess in Gang zu setzen und nach und nach alte, im Körper festgehaltene Angst und Anspannung zu entladen. Je mehr diese Spannung entweicht, desto mehr entsteht ein körperliches Gefühl von »Ich schaffe es«.

Manchmal richtet sich in einer solchen Therapiesitzung plötzlich der Hals wie von selbst auf und wird nun stolz auf den Schultern getragen. Manchmal richtet sich die Wirbelsäule auf, und ein neues körperliches Empfinden von Selbstbewusstsein und Erwachsensein entfaltet sich.

»Es fühlt sich an wie Erwachsenwerden«, sagt eine Klientin erstaunt, als sie die Veränderungen im Körper und in ihrem Selbstgefühl beobachtet.

Die Arbeit mit Entwicklungstrauma ist naturgemäß ein längerer Prozess. Da es früh im Leben eine lange Kette von Überforderungen gab, braucht es heute die Erinnerung daran, dass man all das nicht nur überstanden hat, sondern daraus etwas Gutes gemacht hat. Wird dieses Gute angemessen gewürdigt und auch körperlich wahrgenommen, bildet es ein Gegengewicht zu der erfahrenen Hilflosigkeit. Die damals unterbrochene Entwicklung kann weitergehen.

Was Bindung mit Selbstregulation zu tun hat

In der therapeutischen Arbeit mit Traumata spielen die Themen »Bindung« und »Selbstregulation« eine große Rolle. Worum geht es dabei?

Unsere Beziehungsmuster werden durch unsere ersten Bindungserfahrungen geprägt. Wir sprechen von einer sicheren, unsicheren und sogar desorganisierten Bindung. Letztere beinhaltet traumatische Erfahrungen mit der Mutter oder den ersten Beziehungspersonen. Wenn ich im Folgenden von der Mutter spreche, meine ich damit die vorhandenen Bezugspersonen.

Sichere Bindung

Im Idealfall lernt ein Baby im Kontakt mit der Mutter, sich zu beruhigen. Da es das noch nicht allein kann, weil seine Nervenzellen noch nicht vollständig vernetzt sind, braucht es den Körperkontakt zu einer ruhigen Bezugsperson, die es in den Arm nimmt, wenn es aufgeregt ist, und ihm dabei hilft, selbst ruhig zu werden. Darüber hinaus braucht es auch eine Mutter, die auf es reagiert, die mit ihm durch Blicke, Lächeln, Worte, Berührungen Kontakt aufnimmt. Mit der Zeit lernt das Baby dadurch, seine Gefühlszustände immer besser zu regulieren. Das ist »Selbstregulation«.

Intuitiv reguliert die Mutter also ständig das Erregungsniveau ihres Babys. Die Voraussetzung dafür ist, dass sie mit ihren eigenen Erregungszuständen so umgehen kann, dass sie von einem hohen Stresslevel wieder herunterfahren kann. Wenn eine Mutter den kindlichen Stress regulieren kann, ist sie für ihr Baby eine Quelle von Sicherheit. Es entwickelt eine sichere Bindung.

Unsichere Bindung

In einer unsicheren Bindung kann die Mutter ihrem Kind diese Sicherheit jedoch nur manchmal oder nur teilweise bieten. Wir unterscheiden dabei die ambivalente und die vermeidende Bindung: In der ambivalenten Bindung ist die Mutter mal für das Kind da, dann wieder nicht. Diese Kinder wachsen heran zu Menschen, die später klammern, weil sie die Köstlichkeit der Zuwendung kennengelernt haben, es aber nie genug war. In der vermeidenden Bindung dagegen hat die Mutter große Angst vor Gefühlen – ihren eigenen und denen des Kindes. Das Kind spürt das und lernt früh, diese gefährlichen Klippen zu meiden und seine eigenen Emotionen zu unterdrücken.

Bindungstrauma – ein unlösbares Dilemma

Von Bindungstrauma, der sogenannten desorganisierten Bindung, spricht man, wenn die Mutter nicht nur keine Quelle von Sicherheit, sondern sogar eine Gefahr darstellt. Ein kleines Kind, das körperlich oder emotional misshandelt oder vernachlässigt wird, gerät in ein unauflösbares Dilemma.

Zum einen sorgt sein angeborenes Bindungssystem dafür, dass es bei Gefahr zu seiner Mutter hinstrebt. Auch ein vernachlässigtes und misshandeltes Kind sucht trotz seiner Angst Schutz bei dieser Person – es kann nicht anders, aus biologischen Gründen. Doch droht ihm dort ebenfalls Gefahr, wird gleichzeitig sein ebenso angeborenes Verteidigungssystem aktiviert.

Was macht das Kind nun? Es kann sich nicht weiter nähern. Es kann aber auch nicht fliehen. Seine Aggressivität darf es nicht spüren, denn die Bindung hat immer Vorrang. In einem psychologischen Experiment zum Thema »Bindung« nähert sich ein Kind in einer solchen Situation seinen Eltern rückwärts, um diesem Dilemma zu entfliehen!

Das Kind gerät also zunächst in starke Erregung. Es erlebt Alarmreaktionen wie zum Beispiel rasendes Herzklopfen. Es ist verzweifelt, weint und schreit. Da es nicht fliehen kann und keine Chance hat, zu kämpfen, kollabiert es. Es zieht sich in eine innere Welt zurück und wird empfindungslos. Es versucht vielleicht, sich unsichtbar zu machen. Sein Schutzmechanismus ist: »Wenn ich mich unsichtbar mache, lässt man mich vielleicht in Ruhe.«

Die mit der Aggression und ihrer Unterdrückung verbundene starke Energie ist weiterhin in seinem Nervensystem gebunden. Wenn es die Aggression gegen sich selbst richtet, entsteht ein geringes Selbstwertgefühl oder sogar Selbsthass. Später erleben diese Menschen häufig eine tiefe innere Einsamkeit und ein depressives Grundgefühl. Sie tun sich schwer damit, sie selbst zu sein.

Kinder mit diesen Erfahrungen entwickeln ein desorganisiertes Bindungsmuster. Mehr darüber, wie sich dieses in späteren Beziehungen auswirkt, können Sie in »Angst vor Nähe« auf Seite 233 lesen.

Ohne sichere Bindung keine Selbstregulation

Nicht jede Mutter ist dazu in der Lage, ihrem Kind eine sichere Bindung zu geben. Der Grund kann eine sogenannte postpartale Depression sein, sodass man nicht angemessen für das Kind da sein kann (was ca. 10 bis 20 Prozent aller Mütter im ersten Jahr betrifft). Auch Mütter, die selbst traumatisiert sind und ihr hohes Erregungsniveau nicht herunterregulieren können, können diese Fähigkeit nicht an ihr Kind weitergeben. Mütter, die erschöpft und überfordert sind, können nicht so für ihr Kind da sein, wie es das braucht, um sich gesund entwickeln zu können.

In all diesen Fällen ist das Baby seinen eigenen hohen Erregungszuständen immer wieder hilflos ausgeliefert. Lässt man es mit seiner Not zu lange allein oder lässt man es schreien, um es zu »erziehen«, wie das lange Zeit üblich war, gerät es in hellste Aufregung. Sein noch unfertiges Nervensystem ist mit diesen heftigen Gefühlszuständen völlig überfordert. Mit großer Angst alleingelassen zu werden, fühlt sich für ein Baby extrem bedrohlich an. Aber anders als ein Erwachsener kann es sich in dieser Situation nicht selbst helfen.

In höchster Not bleibt ihm nur die Erstarrung und Dissoziation. Es zieht sich in sich zurück und wird still. Es stumpft ab. Nach außen wird es fügsam, scheinbar pflegeleicht. Doch gleichzeitig ist sein Nervensystem weiterhin in hoher innerer Erregung. Das Baby lernt nicht, sich selbst zu regulieren, und dies wird ihm und seinen Bezugspersonen noch viele Schwierigkeiten bereiten.

Ohne ausreichende Selbstregulation wird das Leben zum Kampf. Schon für Erwachsene ist innerer Dauerstress höchst unangenehm und belastend. Doch Erwachsene können sich viel eher irgendwelche Ventile für ihre Überspannung suchen. Für ein Kind sind diese Möglichkeiten beschränkt. Es wird unruhig, zappelig, aggressiv, kann sich kaum konzentrieren, nervt die Erwachsenen, kämpft mit allen Mitteln um Aufmerksamkeit. Meist bekommt es dafür ein eher negatives Feedback. Was mit fehlender Selbstregulation begann, hat fatale Auswirkungen und entwickelt sich zu einem Teufelskreis, der später nicht selten zu gewaltsamem Verhalten führt.

Altlasten aus unserer Geschichte

Es ist mir wichtig, dem Thema »Bindung« hier genügend Raum zu geben, denn es hat viel mit traumatischem Stress zu tun, der im Körper gebunden ist. In diesem Zusammenhang möchte ich zwei Themen ansprechen, die die meisten von uns direkt oder indirekt betreffen: Es geht um Altlasten aus unserer Geschichte.

Wir sind fast alle mehr oder weniger betroffen

Auch wer als Kind keinen sexuellen Missbrauch, keinen schweren Unfall oder langen Krankenhausaufenthalt erlebt hat, kann – ohne es zu wissen – unter den Folgen früher Traumatisierungen leiden.

- Wir alle stammen letztlich von Kriegskindern ab, und diese sind fast alle mehr oder weniger traumatisiert. Die Folgen davon spüren indirekt heute noch viele ihrer Kinder und Enkel.
- Bis in die 1950er- und 1960er-Jahre waren aus heutiger Sicht unfassbar gefühllose und brutale Erziehungsmethoden gesellschaftlicher Konsens. Sie beschädigten die Seelen vieler Kinder nachhaltig.

Der Krieg endet nicht

Wie wir in der Einleitung dieses Buchs gesehen haben, war Gabriele im hohen Alter immer noch auf der Flucht. Selbst nach

Jahrzehnten war ihre Körpererinnerung noch lebendig. Ähnlich geht es vielen ihrer Altersgenossen.

Die Kriegskinder, also im weitesten Sinn die zwischen 1920 und 1945 Geborenen, wurden durch die schrecklichen Ereignisse fast alle in unterschiedlichem Ausmaß traumatisiert. Wohl in jeder Familie waren Väter, Ehemänner und Söhne abwesend, später gab es Vermisste, Gefallene und Kriegsgefangene. Die zurückgebliebenen Frauen und Kinder erlebten die Zerstörung ihrer Wohnungen und Städte, Evakuierung, Kinderlandverschickung, Vergewaltigung, Flucht und Vertreibung. Um weiterleben zu können, mussten sie überwältigende Gefühle abspalten.

Nach dem Krieg war das Thema »Krieg« tabu. Die Männer, die zurückkehrten, waren nicht mehr dieselben. Von körperlichen Verwundungen abgesehen, waren sie psychisch abgekapselt und unerreichbar. Die Menschen waren damit beschäftigt, ihren Alltag zu organisieren. Es ging nur ums Weiterleben. Viele Menschen kämpften unterschwellig mit extremem innerem Stress. Innerlich erstarrt gingen sie ihren Aufgaben nach. Für Trauer oder die Aufarbeitung ihrer Traumata gab es weder Zeit noch Raum.

Vielleicht nehmen Sie sich einen Augenblick Zeit, um darüber nachzudenken, was Ihre Familie damals erlebt hat. Auch wenn das viele Jahrzehnte zurückliegt, könnten auch Sie möglicherweise heute noch indirekt von den Folgen betroffen sein. Denn wenn Traumata nicht geheilt werden, werden sie von Generation zu Generation weitergegeben. Wie geschieht das?

Wie Traumata an die nächste Generation weitergegeben werden

Zum einen werden Traumata ganz direkt über die Bindung zwischen Eltern und Kind an die nächste Generation weitergegeben. Die nach dem Krieg geborenen Kinder hatten großenteils traumatisierte Eltern. Das bedeutet konkret: Ihre Eltern standen entweder unter hohem innerem Dauerstress oder sie fühlten sich innerlich wie tot und empfanden dem Leben gegenüber eine große Leere und Ohnmacht. Auch Kombinationen von beidem sind möglich.

Das bedeutet, sie waren kaum in der Lage, ruhig und einfühlsam auf ihr Baby einzugehen. Viele waren durch die Not hart geworden. Wie sollten sie da mit ihrem Kind mitfühlen? Das Kind blieb mit seinem Stress allein. Es lernte die für sein ganzes Leben so wichtige Selbstregulation nicht.

Zum anderen werden unverarbeitete Traumata durch Schweigen indirekt an die nächste Generation vermittelt. »Am schlimmsten war das Schweigen«, sagen diese Kinder als Erwachsene heute. Das Thema »Krieg« war in den meisten Familien tabu. Die Eltern wollten nichts mehr von ihren Erlebnissen als Opfer wissen und schon gar nicht von ihrer Vergangenheit als Täter oder Mitläufer des Naziregimes. Doch Kinder spüren intuitiv, wie es ihren Eltern wirklich geht. Sie nehmen auch abgespaltene Gefühle wie Angst, Scham und Ohnmacht wahr und können sie fühlen.

Ein dritter Weg, wie Traumata die nächste Generation erreichen können, ist die Spirale der Gewalt. Aus verprügelten Kindern werden oft prügelnde Erwachsene. Wer als Kind Gewalt erlebt, verinnerlicht unbewusst auch das Täterverhalten und ist später in Gefahr, selbst gewalttätig zu werden – gegen andere oder gegen sich selbst.

Der ganz normale Erziehungswahnsinn bis in die 1960er-Jahre

Es liest sich wie ein Gruselkrimi: Bis in die 1960er-Jahre und teilweise noch länger war es normal, Babys schreien zu lassen und sie nicht hochzunehmen, um sie nicht zu »verzärteln«. Manche Erwachsene erleben heute noch als Folge davon ein

Grundgefühl des »Mutterseelenalleinseins«. Es war normal, sie nach der Uhr alle vier Stunden zu füttern. Manche Erwachsene erleben heute noch, dass Hunger für sie mit Angst verknüpft ist. In der DDR war es üblich, Kinder unter einem Jahr auf den Topf zu zwingen und gewaltsam viel zu früh zur Sauberkeit zu erziehen.

Diese Kinder lernten von klein auf eine eiserne Selbstkontrolle. Ihre Gefühle zählten nicht – wie in der folgenden Geschichte einer Frau, die viel zu früh lernte sich zusammenzureißen.

Mama, er hat gesagt, ich habe noch einen Bruder

Als ich sechs Jahre alt war, hörte ich, wie ein Nachbarskind meinen Bruder fragte: »Hast du noch mehr Geschwister?« »Ja«, antwortete Paul, »einen Bruder.« Ich sah ihn verdutzt an. Dann lief ich in die Küche zu meiner Mutter und rief: »Mama, der Paul hat gesagt, er hat noch einen Bruder.« Meine Mutter saß an der Bügelmaschine. Sie rang sichtlich um Fassung. Widerstrebend antwortete sie: »Ja, das stimmt. Dein Vater war schon einmal verheiratet und hat aus dieser Ehe einen Sohn.«

Ich weiß noch genau, wie mir diese Antwort den Boden unter den Füßen wegzog. Mehr sagte sie nicht, und ich fragte auch nicht weiter. Die verzweifelten Worte »Warum habt ihr mir das nicht gesagt?« erstarben auf meinen Lippen. In mir war eine Welt zusammengebrochen. Völlig verstört senkte ich den Kopf und ging in mein Zimmer. Auf die Idee, meinen Vater darauf anzusprechen, kam ich gar nicht. Ich hätte mich vermutlich auch nicht getraut. Der neue Bruder war jahrelang kein Thema mehr.

Heute weiß ich, dass dieses Erlebnis für mich traumatisch war. Es überforderte mich als Sechsjährige absolut. Ich fühlte mich überwältigt, hilflos, ohnmächtig. Mir ist heute auch bewusst, dass meine Mutter mit der Situation überfordert war. Scheidung war damals ein großer Makel, über den man nicht gerne sprach.

Doch das ändert nichts an der Tatsache, dass ich damals eine Mutter und einen Vater gebraucht hätte, die mich in den Arm genommen und mit mir geredet hätten. Dann hätte ich vielleicht getobt, geheult und schließlich wieder Boden unter den Füßen gewonnen. So aber blieben alle Gefühle in meinem Hals und in meinem Körper stecken. Meinen neuen Bruder lernte ich erst mit sechsunddreißig kennen. Heute ist er mir sehr nah.

Wie kommt es, dass Eltern – und vor allem Mütter – so wenig Gespür für ihr Kind hatten?

»Das machte man damals so«, meint dazu eine 1925 geborene Frau, selbst Mutter von zwei Kindern, ungerührt und ohne Bedauern.

Anleitung zur Bindungstraumatisierung

Tatsächlich gab es in der Nazizeit einen zum Bestseller avancierten Erziehungsratgeber, der diese grausamen Maßstäbe setzte. Es war das 1934 erschienene Buch *Die deutsche Mutter und ihr erstes Kind* der Ärztin Johanna Haarer. Es empfahl Müttern, von Anfang an systematisch die seelischen Bedürfnisse des Kindes zu ignorieren und seinen Willen zu brechen. Gepuscht vom Naziregime, erreichte dieses Buch bis 1945 eine Auflage von 690 000 Exemplaren und wurde, später umbenannt in *Die Mutter und ihr erstes Kind*, bis in die 1980er-Jahre erfolgreich weiterverkauft!

Aus heutiger Sicht ist dieses Buch eine Anleitung zur Bindungstraumatisierung. Die Kindererziehung war nicht von Liebe geprägt, sondern von Macht und Härte. Von den Kindern wurde unbedingter Gehorsam verlangt. Man glaubte, sie bekämen traumatisierende Erfahrungen nicht mit. Babys wurden ohne Betäubung operiert, weil man glaubte, sie würden den Schmerz nicht fühlen. Eine »Generation wohlerzogen« wuchs heran. Die Kinder und Jugendlichen waren »tüchtig«

und pflichtbewusst. Sie wirkten brav und angepasst, doch in Wahrheit hatten sie nur früh gelernt, ihre gesunde Aggressivität zu unterdrücken.

Erst die 68er-Generation stellte die Werte ihrer Eltern infrage und protestierte gegen deren Erziehungsstil. Neue Modelle wie die antiautoritäre Erziehung entstanden als Gegenpol.

Heute kämpfen junge Eltern, die selbst Opfer einer harten Erziehung waren und dies auf keinen Fall weitergeben wollen, damit, ob sie ihrem Kind überhaupt irgendwelche Grenzen und Verbote zumuten dürfen. Aus Angst vor ihrer eigenen Aggressivität – und der des Kindes? – setzen sie ihrem Kind dann manchmal gar keine Grenzen mehr. Doch durch die Heilung eigener Traumata kann ein Gespür für gesunde Grenzen entwickelt werden.

Und es hat doch geschadet!

Bis etwa 1970 war es Lehrern in der Grundschule erlaubt, die Kinder zu schlagen. Es gab einen gesellschaftlichen Konsens, Schläge als Erziehungsmittel einzusetzen. Gewalt in der Familie und frühkindliche Dressur gehörten zur Tagesordnung.

»Es hat mir nicht geschadet«, sagt ein Fünfzigjähriger lachend, als er erzählt, wie er nach dem Unterricht mit anderen Kindern nach vorn zum Lehrer gehen und sich Schläge mit dem Lineal auf die flache Hand »abholen« musste.

Er irrt sich. Ganz sicher hat es seiner Kinderseele geschadet. Den Schmerz und die Demütigung musste er zu seinem eigenen Schutz abspalten, sonst hätten sie ihn überwältigt. So kann er heute emotionslos daran denken.

Viele traumatisierte Menschen erzählen von einer glücklichen Kindheit. War sie das tatsächlich, können sie viele Beispiele von ihren beglückenden Erfahrungen als Kind erinnern und erzählen. Fallen ihnen jedoch keine konkreten Erinnerungen ein, idealisieren sie möglicherweise diese Zeit und damit ihre Eltern. In der Therapie enthüllt sich dann nach und nach, dass sie in einem Klima von Angst und Entwertung großgeworden sind. Diese Idealisierung ist verständlich, denn die Bindung hat immer Vorrang. Alles, was nicht in dieses Schema passt, muss abgespalten werden. Doch alles, was abgespalten ist, hat eine hohe Ladung! Und diese kann meist nicht ein Leben lang in Schach gehalten werden. Taucht die Erinnerung irgendwann doch wieder auf, ist sie höchst schmerzhaft und droht, einen noch im Nachhinein zu überwältigen.

Viele Erwachsene kämpfen heute noch mit den Folgen dieser gnadenlosen Erziehung. Auch wenn sie von außen gesehen ein erfolgreiches Leben führen, leiden sie unter innerer Leere und Einsamkeit, unter geringem Selbstwertgefühl und großen Selbstzweifeln.

In der Arbeit mit Klienten, die als Kind von ihren Eltern geprügelt wurden, tauchen immer wieder Fluchtimpulse in den Beinen oder Verteidigungsimpulse in Armen und Oberkörper auf. Diese waren eine ganz normale Reaktion, um den Schlägen zu entgehen. Doch wie soll sich ein Kind vor seinen Eltern schützen, die ihm körperlich überlegen sind? Wohin soll es laufen, wenn es ausgerechnet von denen, die es beschützen sollten, Gewalt erfährt? Es muss seine Impulse unterdrücken. Ihm bleibt biologisch nichts anderes übrig, als in eine innere Erstarrung zu fliehen. Doch gleichzeitig brodelt es in ihm weiter, und diese Erregung kann jederzeit hochkochen.

Frühes Trauma – lebenslange Folgen?

Welche Auswirkungen haben frühe Traumatisierungen auf das weitere Leben? Bleiben die Folgen ein Leben lang bestehen?

Unbewältigte frühe Traumata und ihre Folgen für Körper, Geist und Seele prägen in vielen Fällen das weitere Leben.

Wenn dadurch das Lebensgefühl, die Beziehungsfähigkeit und die Gesundheit beeinträchtigt werden, kann man sich mithilfe einer geeigneten Therapie weiterentwickeln. Entscheidend ist auch, welche ausgleichenden Faktoren und Ressourcen es im späteren Leben gibt: zum Beispiel eine stabile Beziehung, einen sinngebenden Beruf oder eine künstlerische Tätigkeit.

Niedrige Stresstoleranz

Entwicklungstraumata überfordern immer wieder die Bewältigungsmöglichkeiten des Kindes. Diese Erfahrungen graben sich tief ins Nervensystem ein. Bei frühen Traumata bilden sich daher im kindlichen Gehirn und Nervensystem Vernetzungen, die zu einer erhöhten Reaktionsbereitschaft auf Stress führen. Unbehandelt kann diese ein Leben lang bestehen bleiben. Sie bildet dann die biologische Basis für eine niedrige Stresstoleranz: Wer als Kind nicht gelernt hat, sich selbst zu regulieren, ist in seinem Leben verletzlicher und »empfindlicher«.

Erhöhte Anfälligkeit für weitere Traumatisierungen

Wer eine niedrige Stresstoleranz hat, leidet meist unter einem hohen inneren Grundspannungspegel. Er gerät schneller in den roten Bereich und wird leichter überwältigt – von Reizen von außerhalb, aber auch von den eigenen Emotionen. Selbst positive Emotionen können schnell zu viel sein.

Die meisten Menschen kennen den großen Schmerz und die Verunsicherung bei einer Trennung. Sie löst oft eine Krise aus, die jedoch nach einer Weile mit oder ohne professionelle Unterstützung bewältigt wird und zu einer Neuorientierung im Leben führt. Doch wer eine Vorgeschichte mit früher Traumatisierung hat und daher nicht über eine sichere innere Basis verfügt, wird durch eine Trennung völlig aus der Bahn geworfen. Sie wird als existenziell bedrohlich und nicht selten als Retraumatisierung erlebt.

Auch ein Ereignis, dessen Zeuge man wird, kann tief im Körper verwurzelten traumatischen Stress wieder aufwirbeln. Das lässt sich nicht immer verhindern. Dort, wo es sich verhindern lässt – bei der Auswahl von Lektüre, Filmen und Fernsehprogramm – sollte man sorgfältig darauf achten, welche Bilder und Eindrücke man vertragen kann und sich zumuten will.

Verlagerung in körperliche Erkrankungen

Belastende Kindheitserfahrungen wirken in Körper und Seele weiter, auch wenn sie im Verborgenen bleiben. Sie können noch Jahrzehnte später tief greifende Folgen haben, zum Beispiel in Form von Essstörungen, Drogen- und Alkoholabhängigkeit, Depressionen, Herzerkrankungen, Fibromyalgie oder Migräne.

Da ein frühes Trauma der bewussten Erinnerung nicht zugänglich ist, weil es in einer vorsprachlichen Zeit passiert ist, wird es in der Regel nicht als tiefer liegende Ursache erkannt. Die Symptome der akuten Erkrankung stehen im Vordergrund, und alle Bemühungen richten sich darauf, diese zu lindern.

Traumatischer Stress verschwindet nicht von allein

Stress, der zu körperlichen oder psychischen Erkrankungen führt, wird häufig nicht als posttraumatischer Stress erkannt. Also werden Entspannungstechniken empfohlen. Doch die üblichen Strategien zum Umgang mit Stress bringen nur vorübergehend Entlastung. Die zugrunde liegenden körperlichen Stressreaktionsmuster werden dadurch nicht verändert.

In der Regel bleibt traumatischer Stress auch deshalb bestehen, weil viele früh traumatisierte Menschen nicht das Glück haben, in einer Partnerschaft zu leben, die ihnen die dringend benötigte Sicherheit und genügend Rückhalt gibt. Im Gegenteil, oft sind für sie gerade ihre Beziehungen eine Quelle neuen Stresses.

Die Frage, ob wir uns therapeutische Begleitung suchen, stellen wir uns nicht ohne Not. Meist sind wir erst ab einem gewissen Leidensdruck bereit, uns für eine Therapie zu öffnen und uns unseren Themen zu stellen. In einer vertrauensvollen therapeutischen Beziehung mit einer Therapeutin, die sich mit Trauma und seinen Folgen für Körper und Seele auskennt, können wir uns dann auf unseren Heilungsweg begeben.

Traumatherapie um jeden Preis?

Man muss nicht um jeden Preis und vor allem nicht ohne Not alle seine Traumata ausgraben. Was mir an der Arbeit mit Somatic Experiencing so gut gefällt, ist, dass wir mit dem Körper arbeiten und man nicht über Details traumatischer Erfahrungen sprechen muss. Vor allem muss das alte Trauma nicht noch einmal erlebt werden.

Es gibt für alles eine Zeit, auch dafür, sich alten Wunden zuzuwenden und sie zu heilen. Es hat ja seinen Sinn, dass die Natur uns Menschen den Mechanismus der Dissoziation mitgegeben hat, sodass wir mit unerträglichen Erlebnissen weiterleben können. Diese sind dann in uns eingekapselt, und manchmal ist das auch gut so. Es gibt Zeiten im Leben, da ist weder Raum noch akuter Bedarf für die Traumaheilung vorhanden. Man kann damit leben.

Doch jederzeit kann ein Ereignis die im Körper gebundene Ladung zum Explodieren bringen. Und so gibt es Zeiten im Leben, da drängen diese eingekapselten Traumata mit Macht an die Oberfläche, sei es in Form von Erinnerungen, sei es – und das ist meist der Fall – maskiert in Form existenzieller Krisen mit all den beschriebenen Folgesymptomen. Dann werden diese Symptome so stark, dass sie das Leben einschränken und förmlich nach Heilung schreien.

Auf jeden Fall ist es sinnvoll, erst sichere äußere Rahmenbedingungen zu schaffen, bevor man mit einer Traumatherapie in die Tiefe geht. Das kann alles Mögliche sein: nicht länger dem mobbenden Chef ausgesetzt sein, sich in Sicherheit vor Gewalt bringen, Distanz zu einer Bindungsperson herstellen, erst die körperliche Heilung nach einem Unfall abwarten, eine destruktive Beziehung beenden.

In meiner Praxis erlebe ich Menschen, die in ihrem Leben an einen Punkt gekommen sind, an dem der Leidensdruck sehr hoch ist und die Stresssymptome ihre Lebensqualität stark beeinträchtigen. Der Wunsch nach Heilung hat eine hohe oder sogar die oberste Priorität in ihrem Leben bekommen. Die Zeit ist reif.

Den Körper sprechen lassen

Traumaheilung ist ein Weg, sie braucht ihre Zeit. Auf dem körperorientierten Weg mit SE gibt es keine standardisierten Vorgehensweisen. Schritt für Schritt folgen wir dem, was der Körper uns sagt. Es ist ein kreativer Weg. Jedes Mal entsteht eine einzigartige Lösung.

Mit uns selbst achtsam sein

Menschen mit einer unsicheren Bindung oder einem Bindungstrauma sind anfälliger für Stress und weitere Traumatisierungen. Zum Glück muss das nicht immer so bleiben. Aus der Neurowissenschaft gibt es die gute Nachricht, dass unsere Nervenzellen und ihre Verbindungen lernfähig sind und sich verändern können. Der Neurologe Daniel J. Siegel berichtet, dass in unserem Gehirn die gleichen neuronalen Strukturen aktiv werden, wenn wir *mit uns selbst* achtsam umgehen, wie wenn wir in einer guten Beziehung stehen. Eine gute Beziehung zu uns selbst hilft nachzuholen, was wir vielleicht früh im Leben versäumt haben.

Bei der Traumaheilung geht es darum, zunächst eine liebevolle Beziehung zu uns selbst herzustellen. Dies können wir erreichen, wenn wir unserem Körper Aufmerksamkeit schenken. Das klingt simpel und wird doch meist vernachlässigt.

Es geht auch ohne Worte

Wenn ich als Urlaubsvertretung in die psychosomatische Klinik komme und meine Patienten frage, wie sie den Therapeutenwechsel erleben, sagen sie manchmal besorgt: »Muss ich Ihnen jetzt meine ganze Geschichte noch mal erzählen?«

»Nein«, beruhige ich sie dann. »Das müssen Sie nicht. Ich weiß, warum Sie hier sind und kenne Ihre Geschichte im Überblick. Außerdem brauche ich gar nicht so viele Details, um mit Ihnen arbeiten zu können.«

Tatsächlich können zu viele Details auch vom Wesentlichen ablenken. Neben dem Inhalt arbeiten wir ja vor allem mit dem inneren Spannungspegel. Entscheidend ist immer, auf welchem Stresslevel sich jemand gerade befindet. Die Frage: »Wo sind Sie gerade auf der Skala von 0 bis 10?« ist manchmal ein erster Schritt dahin, sich selbst, den eigenen Körper und das momentane Erregungsniveau bewusst wahrzunehmen.

An körperlichen Zeichen kann man erkennen, in welchem Modus jemand gerade ist – »im Sympathikus«, also im Kampf- oder Fluchtmodus, oder »im Parasympathikus«, wenn Entwarnung angesagt ist. Atmung, Gesichtsfarbe, Pupillen, Schweiß und vor allem die Körperhaltung verraten uns, wie sich jemand gerade fühlt. Gehen die Beine in den Fluchtreflex, duckt sich jemand unbewusst, dreht er sich weg oder richtet er sich auf, sind das wichtige Botschaften des Körpers, die manchmal mehr aussagen als Worte.

Resonanz sagt mehr als viele Worte

In der Resonanz spüren wir mit, wie sich unsere Klienten fühlen. Mit Resonanz meine ich das Echo im eigenen Körper. Wenn unser Gegenüber ängstlich ist, zieht es sich innerlich zusammen, und als geschulte Therapeuten können wir das auch selbst körperlich spüren. Wir sind mit unseren eigenen Körperempfindungen in Kontakt und wissen tendenziell, ob bei unseren Klienten der Stress gerade zu- oder abnimmt. Dieses Wissen ist wesentlich für unsere Arbeit. Es bestimmt, wohin wir den weiteren Prozess lenken.

Auch ohne die Lebensgeschichte unserer Klienten mit allen Details zu erfahren, können wir trotzdem – oder vielleicht gerade deswegen? – erfolgreich arbeiten. Das heißt nicht, dass uns ihre Geschichte nicht interessiert. Wenn wir länger zusammenarbeiten, fügt sich allmählich aus vielen Einzelinformationen ein sich ständig erweiterndes Gesamtbild zusammen.

Wir können jedoch bereits mit einem Minimum an Informationen arbeiten. Meistens kommen Klienten mit einem konkreten Anliegen zu uns und suchen Erleichterung von ihrem inneren Druck. Während sie erzählen, worum es geht, hören wir ihnen zu und achten gleichzeitig darauf, was beim Erzählen in ihrem Körper geschieht.

Wann Reden sogar schadet

Nehmen wir an, eine Klientin leidet unter Panikattacken. Sie ist aufgeregt und voller Angst. Ihr Spannungspegel ist sehr hoch, bei 7 oder 8, also bereits im roten Bereich. Sie will im Detail beschreiben, was genau ihr Angst macht, und ist drauf und dran, sich noch weiter in die Erregung hineinzureden. Doch Vorsicht: Der Körper hört immer mit!

In dieser Situation dürfen wir auf keinen Fall zulassen, dass sie sich noch tiefer in die Angstspirale hineinbegibt. Reden hilft jetzt nicht – ja, es ist sogar absolut kontraproduktiv. Über weitere Details zu reden, würde sie mitten in den Sog des Traumas ziehen. Reden schadet, wenn es weiter in das Trauma hineinführt, und das merken wir an einem – manchmal rapide – ansteigenden Stresslevel.

Manchmal denken Klienten, sie müssten ganz viel reden, oder sie sind es von anderen Therapieformen so gewohnt. Dann ist es für sie eine ganz neue Erfahrung, wenn wir sie unterbrechen und stattdessen einladen, einmal zu spüren, wie sie im Sessel sitzen und wie ihre Füße auf dem Boden stehen. Oder wir schlagen ihnen vor, sich ein wenig zu strecken, Arme und Beine zu bewegen, wenn wir merken, dass sie in die Erstarrung gehen.

Sobald etwas davon hilft und sich die Spannung zu lösen beginnt, bitten wir sie genauer hinzuspüren und den Körper dabei zu unterstützen, wie er die Anspannung loslässt. Während sie herunterfahren und ruhiger werden, kommen auch ihre Gedanken zur Ruhe.

»Es tut so gut, dass ich mal nicht reden muss!« sagte eine Klientin erleichtert und genoss es, wieder in die Stille einzutauchen und sich zu spüren. Wer diese Erfahrung erst einmal gemacht hat und sie im Lauf der Zeit verinnerlicht, empfindet es meist als große Erleichterung, einfach nur da sein zu dürfen und nichts tun zu müssen, auch nicht reden.

Den Körper zu Wort kommen lassen

Wenn wir unserem Körper zuhören wollen, müssen wir ihm unsere Aufmerksamkeit schenken und ihn bewusst wahrnehmen. Das hört sich einfach an und ist doch für viele Menschen ungewohnt.

Probieren Sie es selbst. Wie spüren Sie sich gerade? Wie sitzen Sie gerade? Wie fest ist Ihr Becken auf dem Stuhl, eher schwer oder fast ein wenig schwebend? Wie stehen Ihre Füße auf dem Boden, eher fest oder eher leicht? Wie schwer lehnen Sie sich mit Ihrem Rücken nach hinten?

»Ich sitze, als würde ich auf den Bus warten«, beschreibt sich eine Klientin überrascht. Sie ist bereit, jederzeit aufzuspringen und etwas zu tun. Dadurch wird ihr bewusst, dass sie auch in diesem äußerlich ruhigen Moment, in dem keine Kinder an ihr zerren und auch sonst niemand etwas von ihr will, innerlich *auf dem Sprung* ist.

»Jetzt weiß ich, warum ich nie zur Ruhe komme«, fügt sie nachdenklich hinzu.

> Beim Spüren in den Körper geht es nicht darum, etwas erreichen oder verändern zu wollen. Es gibt kein Richtig und kein Falsch. Das einzige Ziel dabei ist, die Körperwahrnehmung zu schärfen, sich einzustimmen auf das, was uns der Körper sagen will.

Wie viel Gewicht geben Sie mit Ihrem Becken an den Stuhl und mit Ihren Füßen an den Boden ab und wie viel halten Sie selbst? Wie viel Gewicht Ihres Oberkörpers geben Sie an die Rückenlehne ab und wie viel halten Sie mit Ihrer Muskulatur?

»Ich sitze, als wäre kein Stuhl unter mir«, beschreibt sich dieselbe Klientin und nimmt sich wieder ein wenig deutlicher wahr.

Körpersignale aufgreifen

Was will mir mein Körper sagen? Die Sprache unseres Körpers drückt etwas aus, das autonom abläuft und das wir mit dem Willen nur bedingt beeinflussen können. Das betrifft unsere Körperhaltung, aber auch im Lauf unseres Lebens verinnerlichte Bewegungsmuster und unwillkürliche Bewegungsimpulse, die zum Zeitpunkt eines Traumas eingefroren wurden.

Unsere Sprache hat verschiedene Ausdrücke, die etwas über die Körperhaltung und den inneren Zustand aussagen: ein gebrochener Mann, kein Rückgrat haben, Rückendeckung brauchen, in sich zusammenfallen.

Der Körper will uns etwas sagen, doch wie können wir seine Sprache verstehen? Erstens, indem wir ihm Aufmerksamkeit schenken, und zweitens, indem wir seine Signale wahrnehmen: zum Beispiel eine unwillkürliche abwehrende Geste mit den Armen, eine starke motorische Unruhe in den Beinen und Füßen oder ein scheinbar grundlos beschleunigter Herzschlag als Vorbote einer Panikattacke.

Manchmal sind diese Körpersignale kaum erkennbar. Nur dem geschulten therapeutischen Blick entgehen sie nicht. Dann wieder zeigen sie sich sehr deutlich, wenn jemand plötzlich die Hände zu Fäusten ballt, die Finger zusammenkrallt oder die Arme schützend um sich schließt »wie ein sicheres Haus«. Ein Mann zieht unwillkürlich den Kopf ein, als er vom Stress im Büro erzählt, und dreht sich dabei leicht nach links. Sein Vater schlug ihn als Kind einmal beim Rechnen auf den Hinterkopf. Er hat heute noch ein unruhiges Gefühl, wenn sein Vorgesetzter rechts hinter ihm steht.

In Somatic-Experiencing-Sitzungen wird man sich der eigenen Körperempfindungen immer bewusster. Spannungsmuster, die auch vorher schon da waren und automatisch und unbewusst abliefen, kann man auf einmal spüren – zum Beispiel ein leichtes Erstarren, wenn man sich unwohl fühlt, das Stocken des Atems oder ein leichtes Zurücklehnen im Oberkörper, als wollte man vor einer Bedrohung zurückweichen.

Wenn wir diese unwillkürlichen Spannungsmuster und Bewegungsimpulse aufgreifen und sie vielleicht zum ersten Mal bewusst wahrnehmen, durchbrechen wir ihren Automatismus. In letzter Konsequenz sind es Schutz- und Verteidigungsgesten oder Fluchtimpulse, die nicht zu Ende geführt werden konnten.

Doch wir greifen auch andere Körpersignale auf, und zwar diejenigen, die uns zeigen, dass das Nervensystem umschaltet:

von »Gefahr« auf »Entwarnung«. Diese Signale des Körpers weisen uns den Weg zur Heilung. Sie zeigen uns unsere Ressourcen.

Ressourcen – Schlüssel zur Heilung

Traumatherapie ist Ressourcentherapie. Erst wenn wir Zugang zu unseren Ressourcen finden und ihre Kraft in uns spüren, kann der Körper beginnen, traumatische Erfahrungen und ihre Folgen zu bewältigen.

Was sind Ressourcen?
Ressourcen sind Kraftquellen. Sie geben uns Kraft, schwierige Zeiten zu ertragen, manchmal sogar die Kraft zum Weiterleben.

Alles, was uns gerade Kraft gibt oder irgendwann einmal gegeben hat, gehört dazu: Familienzusammenhalt, Beziehungen zu Menschen und zu Tieren, Traditionen, Erinnerungen, Fähigkeiten und Talente, Vorfreude, Ziele, Glaube, Vorbilder, positive Rollenmodelle, Hobbies wie Sport, Musik, ein Handwerk oder Kunst, die Welt der Bücher, die Fähigkeit zur Selbstregulation, Humor, Sich-akzeptiert-Fühlen und vieles mehr.

Ein Beispiel: Jemand hat nach langjähriger Ehe überraschend den Partner verloren und ist in ein Loch gefallen. Um für das weitere Leben neue Perspektiven zu entwickeln, braucht es Kraft. Wo kann man auftanken? Vielleicht bei Bewegung zu Musik, Spaziergängen in der Natur, unterstützenden Gesprächen mit einer Therapeutin oder einem nahestehenden Menschen, vielleicht ganz einfach beim Stricken eines Schals als Geschenk für das Patenkind.

Ressourcen entscheiden auch darüber, ob uns ein Ereignis traumatisiert oder nicht.

Ein weiteres Beispiel: Ein Kind stürzt und verletzt sich. Das ist ein potenziell traumatisierendes Ereignis. Nun kommt es darauf an, was nach dem Sturz geschieht, wer gerade da ist und wie dieser Mensch mit dem Kind redet, ob es getröstet und beruhigt wird, ob es von einem – erschrockenen – Erwachsenen nicht noch zusätzlich beschimpft und bestraft wird, ob überhaupt jemand wirklich für es da ist und es nicht alleingelassen wird, welche medizinischen Maßnahmen unter Umständen erforderlich sind und wie feinfühlig oder nicht dabei mit dem Kind umgegangen wird.

Die Begleitumstände und die soziale Unterstützung entscheiden wesentlich darüber, ob ein Ereignis traumatisierend ist oder nicht. Das erklärt, warum selbst Kinder aus extremen Verhältnissen weniger seelischen Schaden erlitten haben, wenn es ein enges Band zu mindestens einer stabilen erwachsenen Person gab.

Jeder hat Ressourcen

Jeder hat Ressourcen, wirklich jeder. Wer schwere Zeiten und Traumata erlebt und überstanden hat, hat sogar besondere Ressourcen entwickelt. Sonst hätte er oder sie nicht überlebt. Vielleicht fallen uns spontan ganz viele solcher Kraftquellen ein, doch vielleicht sind sie uns auch nicht auf Anhieb zugänglich. Dann müssen wir sie wiederentdecken, indem wir uns Fragen stellen – so lange, bis wir etwas gefunden haben, das uns wieder Mut macht und spürbar Kraft gibt. Hier ein paar Beispiele:

- Unterstützende Beziehungen: An wen kann ich mich wenden, wenn ich Hilfe brauche? Wer hat mir irgendwann einmal geholfen? Wer glaubt an mich oder hat früher einmal an mich geglaubt? Mit wem fühle ich mich auf irgendeine Weise verbunden?
- Kraftvolle Erinnerungen: Wann habe ich es schon einmal geschafft, mit einer ähnlichen Situation fertigzuwerden und wie? Was waren positive Erfahrungen in meinem Leben?
- Der Blick in die Zukunft: Worauf freue ich mich? Wann wird

es besser sein? Wer wird dann da sein? Was ist mein Ziel und was ist der nächste Schritt dahin? Welchen Traum könnte ich noch leben?

- Die Gegenwart wahrnehmen: Was ist jetzt – trotz allem – gut? Was kann ich wirklich gut? Was sind meine Stärken? Wer oder was unterstützt mich? Wofür bin ich dankbar?
- Vorstellungen: eine Fantasiefigur, ein in der Therapie entwickeltes inneres Bild, ein Idol, eine Landschaftsszene, ein Baum, ein Tier, ein sicherer innerer Ort.
- Der Körper als Ressource: den Körper wahrnehmen und spüren, wo es sich gerade gut anfühlt. Sich bewusst bewegen und dabei spüren. Sich erden und Gewicht abgeben, wie es in der Übung auf Seite 237 beschrieben ist.
- Spiritualität: Wer bin ich wirklich? Was sind meine Grundwerte? Wofür lohnt es sich zu leben? Welcher Glaube, welche Verbindung mit einer höheren Macht gibt mir Kraft? Was gibt meinem Leben Sinn?

Aufklärung als Ressource

Eine wichtige Ressource im Umgang mit Traumafolgen ist die Aufklärung. Viele Menschen leiden unter den körperlichen und seelischen Folgen ihrer hohen inneren Anspannung. Sie wissen nicht, woher diese kommt und wie sie sie abstellen können. Sie fragen sich: »Was ist mit mir los?« und »Warum bin ich so, wie ich bin?« und finden keine Antwort.

Wenn sie dann verstehen, dass unverarbeitete Traumata ihnen zu schaffen machen, fühlen sie sich ihren Beschwerden nicht mehr so ausgeliefert. Auf einmal wird klar, warum sie so leicht in Stress geraten, welche Rolle ihr Körper dabei spielt, warum sie schlecht schlafen und vieles mehr. Wer sein Verhalten und seine Symptome verstehen und einordnen kann, hat nicht mehr das Gefühl, das mit ihm oder ihr etwas nicht stimmt.

Sobald man beginnt zu begreifen, woher die ständige innere Anspannung kommt und warum das Nervensystem gar nicht entspannen darf, ist das eine große Überraschung und Erleichterung. Meist ist dieser Denkansatz zunächst völlig neu. Dann beginnt man langsam, Zusammenhänge herzustellen mit dem eigenen Leben, und auf einmal erklären sich viele Dinge von selbst.

Bei aller Erleichterung wird die Erkenntnis, unter Traumafolgen zu leiden, häufig auch ambivalent aufgenommen. Mit Traumatisierung wollen viele Menschen nichts zu tun haben. Man will nicht daran erinnert werden, es ist zu schmerzhaft. Einerseits tut sich ein neuer Weg zur Linderung und Heilung der Beschwerden auf, andererseits ist man oft erschüttert von der Schwere des Erlebten.

Die eigenen Ressourcen kennenlernen

Doch für die meisten ist es in der Summe stärkend, der Wahrheit ins Auge zu sehen. Denn erst jetzt können sie sich die Unterstützung holen, die sie brauchen – Bücher, um mehr darüber zu erfahren, Austausch mit anderen Betroffenen, einzeln oder in der Gruppe, eine geeignete therapeutische Begleitung. Die Erkenntnis, unter den Folgen unverarbeiteter Traumata zu leiden, ist keine Sackgasse. Im Gegenteil: Eine Tür öffnet sich.

Meine persönliche Erfahrung mit Somatic Experiencing und die Arbeit mit vielen Klienten haben mir gezeigt, dass wir auf diesem Weg mehr und mehr zu uns selbst kommen. Je klarer wir unsere Kraft spüren, desto besser können wir auch mit belastenden Situationen umgehen. Es ist so wichtig, unsere Ressourcen bewusst kennenzulernen. Sie helfen uns, nicht in Schwierigkeiten stecken zu bleiben. Wir fragen uns stattdessen: »Was kann ich dem jetzt entgegensetzen?«

Die eigenen Ressourcen zu kennen, wird zur wichtigsten Ressource!

Es muss die passende Ressource sein

In SE arbeiten wir nicht mit vorgegebenen Fantasiereisen, um unsere Klienten in einen generell positiven Zustand zu versetzen. Stattdessen suchen wir mit ihnen die jeweils passende Ressource. Es sind die Ressourcen, die in der ursprünglichen traumatischen Situation gefehlt haben. Doch wie wissen wir, ob eine Ressource passend ist?

Eine passende Ressource muss *tragen*. Wir erkennen sie daran, dass sich jemand bei dem Gedanken daran unmittelbar körperlich besser fühlt und aus der Anziehung des Traumas herauskommt. Man spürt sofort, ob etwas als Gegenstück stark genug ist und trägt.

Ich kann nicht mehr

Roswitha, eine Klientin mit einer Vorgeschichte von Traumatisierung, ist seit Monaten in einen zermürbenden Prozess verwickelt.

»Ich kann nicht mehr.« Während sie diese Worte ausspricht, sackt sie zusammen, ihre Muskeln werden schlaff, der Kopf hängt, bleierne Schwere liegt in der Luft.

Im Gespräch suchen wir nach einer Ressource, die sie nicht aufgeben lässt, nach etwas, was sie dieser Schwere unmittelbar entgegensetzen kann. Denn sie hat noch nicht aufgegeben. Sie ist in meiner Praxis und sucht nach einem Ausweg aus ihrer Verzweiflung. Verschiedene Situationen aus ihrem Leben fallen ihr ein, in denen sie sich wieder aufgerappelt hat, doch nichts davor reicht aus, um ihren Zustand der Schwere zu verändern.

Erst als ihr einfällt, wie sie schon als kleines Mädchen am liebsten mit Jungs spielte und wie sie schon damals Gefallen daran fand, sich mit ihnen im Kampf zu messen, verändert sich etwas in ihrem Körper. Sie richtet sich auf, bekommt einen entschlossenen Gesichtsausdruck, und ihre Muskeln nehmen wieder einen kraftvollen Tonus an. Es ist die Lust zu kämpfen, die sie aus ihrer Schwere herausbringt. Wir haben die passende Ressource gefunden.

Im nächsten Kapitel lesen Sie, wie diese Ressource Roswithas Körper dabei hilft, eine Schicht ihres Traumas aufzulösen.

Der heile Kern

Traumata gehören zum Leben. Wir alle haben sie erlebt – in unterschiedlichem Ausmaß. Sie ließen uns stark werden und trotz schwieriger oder sogar schwierigster Umstände eine seelische Widerstandskraft entwickeln. Man schätzt heute, dass etwa ein Drittel der Betroffenen traumatische Ereignisse übersteht, ohne seelischen Schaden zu nehmen.

Aus der therapeutischen Praxis wissen wir, dass jeder Mensch, egal, wie viele Verletzungen er erlitten hat, tief in sich einen heilen Kern hat.

Die größte Kraft des Universums

Ein altes Märchen erzählt, wie drei Götter überlegten, wo sie die größte Kraft des Universums verstecken sollten, und zwar so, dass der Mensch sie nicht finden kann, bevor er dazu reif ist, sie verantwortungsvoll zu gebrauchen.

Ein Gott schlug vor, sie auf der Spitze des höchsten Berges zu verstecken. Doch die Götter erkannten bald, dass der Mensch diesen Berg erklimmen und so die größte Kraft des Universums finden würde, bevor er dazu reif wäre.

Ein anderer Gott schlug vor, sie auf dem Grund des Meeres zu verstecken. Aber wieder wurde den Göttern klar, dass der Mensch auch diese Region erforschen und die Kraft entdecken würde, bevor er dazu reif wäre.

Schließlich sagte der weiseste Gott: »Ich weiß, was zu tun ist. Lasst uns die größte Kraft des Universums im Menschen selbst verstecken. Dort wird er niemals suchen, bevor er reif ist, den Weg nach innen zu gehen.«

Und so versteckten die Götter die größte Kraft des Universums im Menschen selbst. Und dort ist sie heute noch immer und war-

tet darauf, dass wir sie in Besitz nehmen und weisen Gebrauch von ihr machen …

In SE-Sitzungen gibt es immer wieder kürzere und längere Erfahrungen, bei denen wir diesen heilen Kern berühren. Es sind heilige Momente. Sie sind zeitlos. Momente des Seins. Ohne jedes Wollen. Zu spüren, wie sie sich im Körper und auf allen Ebenen ausbreiten, ist eine zutiefst heilsame Erfahrung.

Man muss das Trauma nicht wiedererleben

Ein Trauma ist im Körper gespeichert und nicht in bewussten Erinnerungen. Daher ist Traumaheilung vor allem ein biologischer Prozess. Immer geht es dabei darum, die im Nervensystem gebundene Notfallenergie zu befreien. So kehrt allmählich die Selbstregulation zurück.

Der Weg dahin ist je nach der persönlichen Geschichte unterschiedlich. Das Ziel ist

- bei einem Schocktrauma: die im Trauma unterbrochenen Kampf- und Fluchtreaktionen abzuschließen;
- bei Entwicklungstrauma: die Ohnmacht des Kindes zu beenden, indem Ressourcen des Erwachsenen damit verknüpft werden;
- bei komplexen Traumatisierungen, also Kombinationen von Schock- und Entwicklungstrauma: Schritt für Schritt mit dem zu gehen, was sich zeigt; das Knäuel von miteinander gekoppelten Erfahrungen zu entwirren und die automatischen Verknüpfungen zu entkoppeln.

Es genügt, dass sich der Körper erinnert

Verständlicherweise empfinden wir einen großen Widerstand dagegen, traumatische Erlebnisse noch einmal zu erleben. Deshalb möchte ich Sie beruhigen: In der Arbeit mit Somatic Experiencing muss das Trauma nicht bewusst erinnert oder noch einmal erlebt werden.

Heilung ist möglich, ohne über Details des Geschehens reden zu müssen, bei frühem Trauma sogar, ohne sich erinnern zu müssen. Wir können inhaltsfrei und ohne bewusste Erinnerung arbeiten. Es genügt, dass sich der Körper erinnert. Auch das Ereignis ist zweitrangig. Wir arbeiten mit den Spuren, die es im Nervensystem hinterlassen hat.

Auf diesem Weg steht das Reden nicht im Mittelpunkt. Worte würden uns oft auch gar nicht weiterführen, weil ein großer Teil der erlittenen Traumata in einem frühen Alter geschehen ist, als es noch keine Sprache und keine bewusste Erinnerung gab. Daher lassen wir den Körper sprechen. Das Entscheidende, das Lösende geschieht im Körper.

Ressourcen im Körper spüren

Wenn ein Schlüsselreiz die alten traumatischen Erinnerungen auslöst, werden wir wieder in das Trauma von damals hineingezogen. Es ist wie ein Sog. Er entfaltet eine unglaubliche Kraft.

Deshalb müssen wir diesem Sog etwas entgegensetzen, etwas, das eine mindestens ebenso starke Kraft hat und das uns im Jetzt hält. Dabei handelt es sich um unsere Ressourcen.

Wir suchen die entsprechenden Ressourcen als Gegenstück zu Ohnmacht und Ausgeliefertsein. Damit ihre Kraft wirksam wird, müssen wir im Körper wahrnehmen,

- wo wir sie spüren,
- wie sie sich anfühlen und
- wie sie sich *entfalten*.

Wie ein warmer Regen

Eine Klientin in einem Erschöpfungszustand erzählt, dass sie noch nirgendwo auftanken konnte, nicht in ihrer Familie, nicht in ihrer Ehe, sie musste immer geben. Erst jetzt, mit ihrem neuen Partner, bekomme sie ganz viel zurück.

»Mit ihm ist es wie ein warmer Regen.« Als sie davon erzählt, kommt ein Lächeln in ihr Gesicht. Sie wird ruhiger. Wie fühlt sich das im Körper an? Sie fühlt sich eingehüllt, wie in einen schützenden Mantel. Als sie sich Zeit nimmt, diesem Gefühl nachzuspüren, wird die Körperempfindung immer intensiver. Diese Erfahrung motiviert sie, von Ressourcen nicht nur zu sprechen, sondern sie auch bewusst zu erleben und zu spüren.

»Wenn ich sie so spüre, dann ist es eine Ressource«, sagt sie zufrieden. Und nach einiger Zeit, in der immer mehr Kraftquellen erkennbar und spürbar geworden sind, beschreibt sie diesen Schatz als ein »Köfferchen, links hinter der Schulter. Da geht es rein, Bilder, Gefühle, Erinnerungen«.

Wenn wir lernen, unsere Ressourcen im Körper zu spüren, bekommen wir einen Schatz, auf den wir in schwierigen Momenten zurückgreifen können.

Den Sog des Traumas …

Unverarbeitete Traumata sorgen für neuronale Reaktionsmuster, die fest eingefahren sind und dazu tendieren, sich immer wieder zu wiederholen. Dahinter steht der Versuch des Nervensystems, die während des traumatischen Erlebens gewaltsam unterbrochenen Notfallreaktionen endlich zu einem erfolgreichen Abschluss zu bringen: die sogenannte Reinszenierung.

Ein extremes Beispiel macht das deutlich: In der Zeitung las ich von einem Autofahrer, der vier Mal (!) an derselben Kreuzung einen Unfall hatte. Man kann sich gut vorstellen, wie er sich nach dem ersten Unfall, der ihn mit Sicherheit traumatisiert hat, bereits verkrampfte, wenn er sich der Kreuzung nur von Weitem näherte. Je näher er kam, desto größer wurde seine Angst. Sein Körper reagierte mit Panik, und wir wissen nicht, ob sich sein Blickfeld so verengte, dass er andere Verkehrsteilnehmer nicht mehr wahrnahm, oder ob er womöglich in eine Erstarrung ging und deshalb nicht mehr in Lage war, rechtzeitig zu bremsen.

… durch einen Anflug von Neugierde aufheben

Zum Glück kann man diesen »Autopiloten im Nervensystem« neu programmieren, und zwar durch Neugierde. Zum Beispiel wird in einer SE-Sitzung, während die alte Panik auftaucht, die Aufmerksamkeit darauf gelenkt, wo im Körper es sich vielleicht ein wenig sicherer anfühlt, wo man sich festhalten kann oder geerdet ist. Wenn dabei ein Anflug von Neugierde entsteht, wird das alte automatische Muster durchbrochen. Nun feuern die Neuronen aus dem alten Angstmuster zusammen mit Neuronen, die etwas Neues erforschen. An dieser Stelle geschieht die Wende hin zur Traumaheilung.

Dies kann man mit der »Hebbschen Lernregel«, einem Gesetz aus den Neurowissenschaften, erklären. Sie besagt, dass Neuronen, die niemals zusammen feuern, sich gegenseitig hemmen. Das heißt konkret: Alte Traumamuster im Nervensystem lassen keine neuen Erfahrungen zu. Sobald die beiden jedoch einmal zusammen feuern – in diesem Fall mit therapeutischer Anleitung –, hören sie auf, sich gegenseitig zu hemmen. Das alte Muster im Nervensystem wird erweitert. Es entsteht Raum für Neues.

Pendeln zwischen Trauma und Ressource

Mit SE suchen wir nach der passenden Ressource, die stark genug ist, eine Gegenkraft zum Sog des Traumas zu bilden.

Ein Beispiel: Ein Klient hat auf tragische Weise unerwartet

seine Partnerin verloren. Als er davon erzählt, wie die erwachsenen Kinder ihm zur Seite stehen und auch praktisch helfen, taucht kurz Dankbarkeit auf. Wir warten nicht, bis dieses Gefühl wieder in der Verzweiflung untergeht, sondern greifen es sofort auf und vertiefen es mit Fragen.

Wenn die *passende* Ressource intensiv genug gespürt wird, können wir den Klienten anleiten, kurz in Richtung Trauma und dann wieder auf die sichere Seite der Ressource zu spüren. Auf keinen Fall ermuntern wir ihn, tiefer in das Trauma zu gehen.

Beim Pendeln muss man fest in der Gegenwart verankert sein. Dies geschieht durch die Ressourcen und durch das Körpergefühl von Erdung, Gehaltensein. Seine Ressourcen, in diesem Beispiel das Gefühl von Dankbarkeit den erwachsenen Kindern gegenüber, und die Erfahrung, jetzt hier sicher im Sessel zu sitzen und im Becken, im Rücken oder mit den Füßen auf dem Boden gut geerdet zu sein, halten den Klienten im Jetzt.

Oft beginnt der Körper, von allein zwischen Trauma und Ressource hin- und herzupendeln und jedes Mal ein wenig von der alten Ladung abzubauen. Mit Roswitha, die neben ihrer Kampfmüdigkeit nun auch wieder ihre Lust zu kämpfen spüren konnte, sah das so aus:

Die Lust zu kämpfen

Die kraftvolle Veränderung in Roswithas Körper hat uns gezeigt, dass wir mit der »Lust zu kämpfen« das passende Gegenstück zu »Ich kann nicht mehr« gefunden haben. Ich ermuntere Roswitha, mehr darüber zu erzählen, wie sie schon als Kind ihre Kräfte am liebsten in Raufereien mit Jungs gemessen hat. Dabei wird ihr Muskeltonus noch kraftvoller, sie richtet sich auf, freudige Erregung ergreift sie, und ihre Augen blitzen.

Als Roswitha ihre Lust zu kämpfen intensiv im Körper spürt, beginnt ihr in »Ich kann nicht mehr« gefangenes Nervensystem sich aus seiner Fixierung zu lösen. »Ich kann nicht mehr« war ein zusammengesackter und doch zugleich höchst aufgeladener innerer Zustand – wir erinnern uns an das Bild des Autos, bei dem Gaspedal und Bremse gleichzeitig voll durchgetreten sind. Nun pendelt das Nervensystem zwischen beiden Seiten hin und her und gibt dabei jedes Mal einen Teil der hohen Ladung frei – als Energiewellen in Form von Hitze oder Zittern. Die hohe Ladung wird in kleinen Dosen freigesetzt. Um im Bild zu bleiben: Bremse und Gaspedal werden abwechselnd ein wenig gelockert, nur so viel, dass das Auto nicht unkontrolliert davondüst, die aufgestaute Schubkraft jedoch wohldosiert freigelassen wird.

Mit jeder Welle von Ladung, die Roswithas Nervensystem in dieser Pendelbewegung entlädt, wird es flexibler. Die Dualität von »kämpfen müssen« und »überfordert sein« löst sich allmählich auf. Nach und nach breiten sich Wärme und Entspannung über ihren ganzen Körper aus. Sie bekommt ein kraftvolles Gefühl im Körper. Ihre innere Einstellung wandelt sich von Resignation zu der Überzeugung: »Ich kann die Herausforderung annehmen«.

Um das in »Ich kann nicht mehr« fixierte Nervensystem zu lösen, war es notwendig, die passende Ressource zu finden und sie körperlich zu spüren. Erst dann konnte das Pendeln zwischen Trauma und Ressource in Gang kommen. Es würde nicht ausreichen, wenn sich Roswitha gedanklich in ihren Lieblingsort am Meer versetzt. Diese Vorstellung würde ihr sicher guttun, aber die traumabedingte Fixierung nicht lösen. Nur das unmittelbare Gegenstück, also die passende Ressource, bringt auf körperlicher Ebene den Traumalösungsprozess in Gang.

Was will der Körper vollenden?

Sich beim Erzählen auf die eigenen Körperempfindungen zu konzentrieren, ist für manche Menschen zunächst ungewohnt.

Man kann diese Fähigkeit jedoch entwickeln. Im Lauf der Zeit wird sie immer vertrauter und irgendwann zur zweiten Natur.

Wir alle haben im Lauf unseres Lebens bestimmte automatische Reaktionsmuster entwickelt. Hat jemand als Kind in der Angst vor körperlicher Bestrafung durch die Eltern gelebt, können solche Muster zum Beispiel sein: den Kopf einziehen, die Gefahrenquelle in einer bestimmten Richtung im Auge behalten, zurückschrecken, sich wegdrehen, die Hände zum Schutz vor den Körper nehmen, Beine und Füße anspannen, um jederzeit weglaufen zu können.

Bei einem Unfall oder Sturz versucht man unwillkürlich, sich mit den Armen zu schützen, sich abzustützen oder wegzudrehen. Wer als Kind auf dem Operationstisch lag und noch mit Äther betäubt wurde, hat unwillkürlich körperliche Impulse entwickelt, um die Bedrohung abzuwehren. Sie geschehen von selbst, auf der Ebene des autonomen Nervensystems. Diese Liste könnte endlos fortgesetzt werden. Jede Situation ist anders und individuell. Und doch haben alle diese Situationen eines gemeinsam: Sinnvolle Bewegungsimpulse konnten nicht zu Ende gebracht werden.

Lauscht man in den Körper und stellt einen Raum von Sicherheit und Geborgenheit zur Verfügung, melden sich diese unterdrückten Impulse zu Wort und wollen vollendet werden. Sie sind im Verhaltensgedächtnis, dem prozeduralen Gedächtnis, gespeichert. Greift man einen solchen Impuls auf und spürt ihn oder führt ihn bewusst und ganz langsam aus, erinnert sich der Körper von allein, wie die Schutz- und Abwehrgesten zu Ende geführt werden müssen. Dabei kann sich der damals unterbrochene Bewegungsimpuls vollenden, und die dazugehörige, immer noch im Nervensystem gespeicherte Energie kann sich endlich entladen.

Langsamer ist mehr

Im Trauma lief alles blitzschnell und automatisch ab. Es war keine Zeit zu *spüren*, wie der Körper reagieren will. Sinnvolle Körperreaktionen wurden blockiert. Jetzt entzerren wir das Geschehen, damit sich das Nervensystem neu organisieren kann. Achtsam greifen wir körperliche Signale auf und können so die Automatismen nach und nach auflösen.

Wenn die damals blockierten Körperreaktionen verlangsamt werden, hat das Nervensystem Zeit zu zeigen, welche Schutz- und Verteidigungsbewegungen nicht zu Ende gebracht werden konnten – zum Beispiel eine Drehung des Oberkörpers und eine abwehrende Geste mit den Armen, um einen Sturz abzufedern. Die Impulse müssen sich jetzt ganz langsam vollenden. Dies geschieht ohne willentliche Steuerung nach einem inneren Heilungsplan des Körpers.

Auch die Emotionen waren damals überwältigend. Deshalb ist es so wichtig, das Geschehen jetzt zu verlangsamen, um die Emotionen handhabbar zu machen. Zum Beispiel bitten wir einen Klienten, der sich in Erregung redet, eine Pause zu machen und sich im Raum zu orientieren. Sein Nervensystem braucht jetzt Zeit, um die entstandene Ladung langsam abzubauen. So lernt es, in kleinen Dosen mit den einst überwältigenden Emotionen umzugehen.

Im Trauma geschah alles viel zu schnell. Das langsame und dosierte Vorgehen mit Somatic Experiencing sorgt dafür, dass es nicht erneut zu viel wird und der Körper jeden erreichten Entwicklungsschritt integrieren kann.

Wie viele Sitzungen sind empfehlenswert?

Das hängt von mehreren Faktoren ab. Bei einem einzelnen Trauma genügen vielleicht schon einige wenige Sitzungen. Bei früh traumatisierten Menschen, die eine komplexe Traumageschichte haben, ist es ein längerer, manchmal ein langer Weg.

Entscheidend ist auch, welche Sicherheit und Unterstützung im Alltag es gibt und welchen therapeutischen Weg jemand schon gegangen ist.

Bei einem einzelnen Trauma

Nehmen wir an, jemand hat bisher ein weitgehend traumafreies Leben geführt, hat das große Glück, als kleines Kind eine Mutter oder andere Bezugsperson gehabt zu haben, die in der Lage war, das Baby zu beruhigen und auf seine Bedürfnisse einzugehen. Er hat also eine sichere Bindungsfähigkeit und eine gute Selbstregulation mitbekommen. Dann erlebt dieser Mensch einen Unfall, und einige Monate später tauchen plötzlich Folgeerscheinungen wie Albträume, Schlafprobleme, Schwindel, Flashbacks, erhöhte Stressanfälligkeit auf.

Auf der Stress-Skala war er vor dem Unfall meist im unteren Bereich, auf jeden Fall im grünen Bereich. Nach dem Unfall ist sein innerer Grundstresslevel erhöht, und er gerät viel leichter in den roten Bereich mit den oben beschriebenen Symptomen.

Dieses Trauma kann wahrscheinlich in einer überschaubaren Zeit behandelt werden. Manchmal genügen schon einige Sitzungen. Je nachdem, ob noch Folgetraumatisierungen – zum Beispiel durch medizinische Behandlungen – oder existenzielle Ängste hinzukamen, werden einige Wochen bis einige Monate in der Regel ausreichen. Dann hat sich das Nervensystem so weit erholt, dass es wieder flexibel auf die Anforderungen des Lebens reagieren kann. Das Leben geht – fast – wie vor dem Unfall weiter. Die Erinnerung bleibt, wie eine innere Narbe, aber sie ist nicht mehr emotional geladen und beeinträchtigt das tägliche Leben nicht.

Bei einer komplexen Traumageschichte

Nehmen wir nun an, jemand ist in einer Familie geboren, in der eine emotional labile, völlig überforderte Mutter mit dem Gedanken spielt, das Kind abzutreiben. Sie bekommt es doch, aber mit großem Stress in der Schwangerschaft. Mit dem Säugling ist sie noch mehr überfordert, kann das Kind nicht beruhigen, und Mutter und Kind sind Nervenbündel.

Dieses Kind erlebt von Anfang an, dass die Welt – sogar schon die Gebärmutter – ein unsicherer Ort ist. Noch bevor es lernt, zu denken und zu sprechen, weiß es instinktiv: Ich muss auf der Hut sein. Sein Nervensystem ist in ständigem Alarmzustand. In seiner Kindheit und Jugend wird dieser Mensch andere Erfahrungen machen als jemand ohne solche Startbedingungen. Die permanente hohe innere Anspannung führt zu einer Vorsichtshaltung anderen Menschen gegenüber, einer inneren Kampf- oder Verteidigungsbereitschaft.

Als Jugendlicher und Erwachsener wird dieser Mensch ängstlicher sein, misstrauischer oder aggressiver, vielleicht auch desorientiert, wie versteinert und verschlossen – ganz einfach deshalb, weil er schneller an der Grenze des für ihn Erträglichen ist. An dieser Grenze wird der Verstand ausgeschaltet, und primitivere Gehirnteile übernehmen das Kommando. Wenn dieser Mensch nun einen Unfall hat, ist der Spielraum für sein Nervensystem von vornherein geringer. Er war schon vorher bereits an der Grenze seiner Belastbarkeit oder sogar darüber.

In diesem Fall dauert eine Traumatherapie wesentlich länger, weil der Unfall mit anderen Vorerfahrungen verknüpft ist. Diese Koppelungen müssen – meist eher langsam – eine nach der anderen aufgelöst werden. Auch wenn eine Besserung der akuten Symptome vielleicht schon bald eintritt, wird sich die Therapie über einen längeren Zeitraum hinziehen.

Veränderungen durch die Traumatherapie

Im Trauma sind wir passiv. Etwas geschieht mit uns, und wir haben keinen Einfluss darauf. Das Äquivalent zur Passivität auf körperlicher Ebene ist das Kollabieren, das auf die Erstarrung folgen kann. Es ist keine Spannung auf der Muskelebene mehr da und auch nicht auf anderen Ebenen. Wenn es gelingt, in der Traumatherapie mit bereits vorhandenen oder neuen Ressourcen wieder in die eigene Kraft zu kommen, kann man die Passivität hinter sich lassen und sein Leben wieder aktiv gestalten.

»Man wird wieder zum Akteur in seiner eigenen Welt«, brachte es eine Klientin auf den Punkt.

Manchmal braucht ein traumatisiertes Nervensystem ein bis zwei Jahre, um wieder flexibel zu werden. Man erkennt es daran, dass genügend Energie mobilisiert wird für die täglichen Anforderungen des Lebens und man danach wieder entspannen kann. Man bleibt nicht mehr in emotionalen Zuständen mit einer hohen Ladung gefangen, sondern beruhigt und erholt sich schneller. Ein Thema, das bisher inneren Aufruhr verursacht hat, *kostet nun keine Nerven mehr*.

Auch wenn Traumaheilung ein längerer Weg ist oder sogar ein Lebensthema, sollte das niemanden entmutigen. Denn mit jedem Schritt auf diesem Weg ist eine Besserung spürbar. Man kann immer besser mit Stress umgehen und entwickelt eine größere Toleranz für belastende Gefühle. Man bleibt immer weniger in Angst, Wut oder einer beginnenden Depression hängen, sondern versteht, was dabei passiert und wie man sich aus dem inneren Kreislauf befreien kann. Wie SE uns hilft, ganz neu mit unseren Gefühlen umzugehen, lesen Sie im nächsten Kapitel.

Selbsthilfe: Ihre Ressourcen

1. Nehmen Sie einen Stift und ein Blatt Papier zur Hand und machen Sie es sich an Ihrem Lieblingsplatz bequem. Gehen Sie nun auf Entdeckungsreise zu Ihren Ressourcen. Was tut Ihnen gut und gibt Ihnen Kraft? Wer oder was hat Sie schon einmal unterstützt und Ihnen Mut gemacht? Wofür sind Sie dankbar?
   Schauen Sie noch einmal in »Jeder hat Ressourcen« auf Seite 124 nach. Dort finden Sie weitere Fragen, die Sie zu Ihren inneren und äußeren Kraftquellen führen.
   Notieren Sie alles, was Ihnen einfällt, was Ihnen jemals Kraft gegeben hat. Sie können das auch über einige Tage hinweg machen. Immer wenn Ihnen etwas oder jemand zu dem Thema einfällt, schreiben Sie diese Ressource auf Ihre Liste.
2. Wählen Sie eine Ressource aus Ihrer Liste aus und vertiefen Sie sich in sie. Was geschieht dabei in Ihren Gedanken, Gefühlen und in Ihrem Körper? Nehmen Sie jede kleine Veränderung in Richtung Wohlgefühl bewusst wahr und genießen Sie sie.

EMOTIONEN IN UNSEREM KÖRPER

Damit wir unsere Richtung im Leben wissen,
müssen unsere Emotionen uns Informationen liefern,
statt uns zu beherrschen.
PETER LEVINE

Denken, Fühlen, Spüren

Von den drei Ebenen »Denken«, »Fühlen« und »Spüren« weisen wir in der westlichen Welt dem Denken die größte Bedeutung zu. Doch tatsächlich hat das Spüren wohl den noch größeren Einfluss auf unser Lebensgefühl.

Denken
Unsere Fähigkeit zu denken ist unser größter Schatz und unsere größte Last zugleich. Mit dem Intellekt können wir Erkenntnisse und Einsichten gewinnen, Pläne schmieden, ein Thema von verschiedenen Seiten betrachten und Lösungen für Probleme ausdenken. Wir können uns auf unsere Erfahrungen und Fähigkeiten besinnen und uns an unsere Ressourcen erinnern.

Doch das Gehirn ist auch eine Denk*maschine*. Es führt seine Aufgabe automatisch aus, ununterbrochen, solange wir nicht bewusst eingreifen. Unsere Gedanken katapultieren uns in die Vergangenheit oder in die Zukunft. Sie produzieren Erinnerungen und Erwartungen und vor allem jede Menge Bewertungen. Je mehr wir denken, desto mehr Sorgen machen wir uns auch.

Probieren Sie einmal, eine Minute lang nicht zu denken. Wenn das nicht geht, probieren Sie es noch einmal, diesmal nur zehn Sekunden lang. Wahrscheinlich wird auch das schon schwierig. In manchen Meditationsformen nimmt man die Vorstellung zu Hilfe, Gedanken seien wie Wolken, die man vorüberziehen lässt. Je mehr man in der Meditation zur Ruhe kommt, desto mehr entdeckt man kleine Pausen zwischen den Gedanken, kleine Zwischenräume.

Fühlen

Unsere Emotionen erleben wir im Körper. Wir können sie nur im Körper wahrnehmen – als einen bestimmten körperlichen Ausdruck, eine Körperhaltung und Mimik. Impulse aus den Muskeln, Gelenken und inneren Organen werden an das Großhirn gemeldet, wo wir diese körperlichen Empfindungen entschlüsseln. So gewinnen wir Zugang zu unseren emotionalen Reaktionen. Emotionen sind also Körperempfindungen und ihre Interpretation. So wissen wir, ob wir Angst oder Wut, Hilflosigkeit oder Freude, Mut oder Liebe erleben.

Doch manchmal wissen wir auch nicht, was wir gerade fühlen. Für Menschen, die auf einem hohen inneren Spannungspegel leben, ist »Fühlen« oft ein heikles Thema. Wurde man in traumatischen Erlebnissen von den eigenen Emotionen überwältigt, hat man unter Umständen einen eingeschränkten Zugang zu seinen Gefühlen. Das hat seinen Sinn, und es wäre gefährlich, diesen Zugang zum Beispiel durch vertieftes Atmen forcieren zu wollen. Dissoziation ist ein Schutzmechanismus, eine Gnade der Natur. Wenn wir zu schnell zu tief in dissoziierte Emotionen hineingehen, drohen erneute Überwältigung und Retraumatisierung.

Wer wenig fühlt, ersetzt die fehlenden Gefühle manchmal

durch Dramatik. Dabei treten unechte Emotionen an die Stelle der feineren echten Gefühle, die nicht wahrgenommen werden können.

Beim Somatic Experiencing können wir auch indirekt mit Emotionen umgehen. Wir arbeiten dann mit ihrem Ausdruck auf der Körperebene, also mit der reinen Körperempfindung. Wenn zum Beispiel die innere Anspannung steigt und es bedrohlich wird, die Angst direkt zu fühlen, bleiben wir dabei, wie sie sich körperlich äußert.

Spüren

Spüren ist die Ebene des Instinkts und unserer Notfallmechanismen, und genau darum geht es bei unverarbeiteten Traumata. Das englische Wort für Spüren ist *tracking* – »der Spur folgen«. Wir folgen den Spuren im Nervensystem.

In den Körper zu spüren, ist für viele Menschen zunächst ungewohnt. Es fällt ihnen leichter, wenn sie sich ganz darauf konzentrieren, dabei vielleicht die Augen schließen, um nicht von visuellen Eindrücken abgelenkt zu werden. Im Lauf der Zeit wird es selbstverständlicher, die Körperempfindungen wahrzunehmen, und es wird möglich, sich beim Erzählen gleichzeitig auf den eigenen Körper zu konzentrieren.

Spüren ist reine *Körperempfindung*, zum Beispiel:

- Wie schwer sitze ich auf dem Stuhl? Sind meine Füße eher kalt oder eher warm? Sind meine Schulter- und Nackenmuskeln locker oder angespannt? Wie fühlt sich mein Kiefer an? Presse ich die Zähne zusammen oder liegen sie locker aufeinander, und der Unterkiefer hängt entspannt leicht nach unten?
- Aber auch: Wie weiß ich, dass ich Angst habe? Welche Muskeln spannen sich an? Gehe ich in eine leichte Starre? Halte ich die Luft an? Wird es eng in meinem Rumpf?
- Oder Wut: Wie zeigt sich meine Wut körperlich? Balle ich die

Fäuste? Schiebe ich den Unterkiefer nach vorn? Kneife ich die Augen zusammen?

Warum sich spüren?

»Warum soll ich mich überhaupt spüren?«, fragte eine Klientin, die in einer schweren Burn-out-Krise nach neuer Orientierung im Leben suchte.

Es gibt viele Gründe, warum es sich lohnt, sich zu spüren. Hier einige davon:

Zugang zum kompletten Nervensystem Körperempfindungen sind der Zugang zum Nervensystem, und zwar zum Nervensystem des ganzen Körpers, nicht nur des Gehirns. Der Körper hat gelernt, wie er auf bestimmte Reize zu reagieren hat. Spürt man sich, hat man sozusagen die Eintrittskarte ins Verhaltensgedächtnis und kann festgeschriebene neuronale Muster erkennen und verändern. Einige Beispiele:

- »Nachts wache ich manchmal auf und bin ganz angespannt. Ich ziehe dann die Schultern hoch, es ist wie Angst vor einem Angriff. Das merke ich erst jetzt.«
- »Meine Beine fühlen sich so an, als wollte ich gleich loslaufen.«
- »Ich spitze ganz oft die Ohren.«

Verankertes Wissen Es ist ein Unterschied, ob man etwas rein rational weiß oder es im Körper spürt. Dann ist es ein im Körper verankertes Wissen geworden. Es gibt keine Zweifel mehr.

»Ich habe das immer gewusst. Aber jetzt bin ich dabei im Körper und spüre es«, beschreibt es ein Klient.

Nähe zu sich selbst Spüren bringt uns näher zu uns selbst. Feine Körpersignale zeigen uns, was wir brauchen und wann wir im Begriff sind, uns selbst zu übergehen. Unser »Bauchgefühl« gibt es tatsächlich. 80 Prozent der Nervenverbindungen zwischen Darm und Gehirn laufen zum Gehirn hin und senden ihm Informationen über den Zustand unseres Bauchraums. Diese Empfindungen sind eine Art Barometer, ob wir uns sicher fühlen oder nicht. Sie helfen uns, unsere Bedürfnisse wahrzunehmen, unsere Grenzen zu wahren und Entscheidungen zu treffen – wenn wir uns spüren.

Ankommen im Hier und Jetzt Spüren bringt uns ins Jetzt, weg von unseren Erinnerungen aus der Vergangenheit und Fantasien von der Zukunft. Sich zu spüren, ist ein Weg, um

- ins Jetzt zu kommen,
- »aus dem Kopf« zu kommen, weg von Gedankenkreisen,
- weg von konstruierter Realität wie Sorgen, Fantasien etc.,
- weg von Idealen, wie etwas und wie ich sein sollte,
- hin zu unmittelbarer Erfahrung,
- hin zu innerer Ruhe,
- still zu werden,
- einfach zu *sein*.

Positive Veränderung Körperempfindungen sind fließend. Sie verändern sich, einfach weil das die Natur von Empfindung ist. Wenn wir genau hinspüren, nehmen wir diese Veränderung wahr. Dieses Phänomen können wir auch für den Umgang mit unseren Gefühlen nutzen.

Und so beschreibt es die dänische Kinderpsychologin Susan Hart: »Empfindungen und Gefühle sind die Musik hinter allem, was wir tun.«

Natürliches Pendeln zwischen den Ebenen

Zu einem gesunden Leben gehört das flexible Hin- und Herpendeln zwischen den drei Ebenen Denken, Fühlen und Spüren bzw. zwischen Intellekt, Emotion und Instinkt.

Wenn wir ausgeglichen sind, tauchen Gedanken auf und gehen auch wieder. Wir bleiben nicht daran hängen. Es zeigen sich Emotionen, wir fühlen sie, dabei verändern sie sich, werden mehr oder weniger intensiv, verebben schließlich, und dann wendet sich unsere Aufmerksamkeit etwas anderem zu.

Wir nehmen Empfindungen im Körper wahr, spüren sie eine Weile, dann kommt uns wieder etwas anderes in den Sinn, ein Gedanke, ein Gefühl, eine neue Körperempfindung.

So pendeln wir zwischen den Ebenen hin und her. Idealerweise fließen unsere Gedanken, Gefühle und Empfindungen, und wir fließen mit. Zwischen Denken, Fühlen und Spüren gibt es ein ständiges Wechselspiel.

Denken, Fühlen, Spüren als Negativspirale

Wenn wir starke Emotionen erleben, sind diese meist mit Gedanken und Vorstellungen verknüpft. Zum Beispiel sind wir einsam und verzweifelt und denken dabei wiederkehrende Gedanken wie »Keiner liebt mich«, »Ich bin nicht liebenswert« oder »Ich bin immer allein«. Vielleicht gibt es dabei auch Erinnerungen an frühere Situationen, als wir verlassen wurden oder uns die Eltern mit Liebesentzug bestraften. Dann fühlen wir uns noch einsamer und mutloser.

Diese verschiedenen Ebenen – Gedanken, Emotionen und Körperempfindungen – halten sich gegenseitig aufrecht. Zum Beispiel verstärken Katastrophenfantasien die Angst im Körper, der innere Stresslevel steigt, das Gehirn arbeitet noch schneller und produziert noch mehr angsterzeugende Szenarien. Die Aufmerksamkeit springt hin und her, und die Angst nimmt immer mehr zu.

Die natürliche Schwingungsfähigkeit wieder in Gang bringen

In Somatic Experiencing setzen wir das Pendeln zwischen den Ebenen Denken, Fühlen und Spüren ganz bewusst ein, um Fixierungen aufzulösen und um die natürliche Schwingungsfähigkeit wieder in Gang zu bringen.

Nehmen wir an, jemand redet sich tiefer in die Verzweiflung und bringt immer neue Argumente dafür, wie schlimm es bleiben wird; er ist also ganz im Denkmodus. In diesem Moment ist das Körperbewusstsein ausgeschaltet. Eine Möglichkeit wäre es dann, ihn freundlich, aber bestimmt zu unterbrechen und ihn einzuladen, einmal zu spüren, wie er jetzt hier im Sessel sitzt, wie die Füße auf dem Boden stehen und sich sein Rücken an der Lehne anfühlt. Durch das Wechseln auf eine andere Ebene wird der Gedankenfluss, der immer tiefer in die Verzweiflung führt, unterbrochen, und der Körper rückt wieder ins Zentrum der Aufmerksamkeit. So kommt dieser Mensch aus der Mischung aus Zukunftssorgen und schlimmen Erinnerungen heraus und hinein ins Jetzt – das ist der Moment, in dem wir etwas verändern können und in dem sich etwas verändert.

Auch die Selbsthilfeübung 5-4-3-2-1 auf Seite 78 ist ein Beispiel dafür, wie wir durch abwechselndes Konzentrieren auf Sehen, Hören und Spüren unseren inneren Zustand positiv beeinflussen können.

Es gibt noch eine weitere Ebene

Dieses ganze Geschehen können wir beobachten. Wir können sagen, wann sich unsere Gedanken im Kreis drehen und wann sie zur Ruhe kommen, wir fühlen, wann eine Emotion intensiver wird und wann sie sich abschwächt, wir registrieren Schmerz und Wohlgefühl in unserem Körper und können beschreiben, wie sie sich anfühlen und wie sie sich verändern.

Es gibt also noch eine Ebene hinter dem Denken, Fühlen und Spüren, und das ist die Beobachterebene. Von dieser Ebene aus können wir unsere Aufmerksamkeit bewusst lenken und automatisierte Muster und Reaktionen durchbrechen.

Wie im Körper, so im Leben

Die große Faszination der Gehirnforschung birgt die Gefahr zu übersehen, dass »am Gehirn auch noch ein Körper hängt«, wie der bekannte Neurobiologe Professor Gerald Hüther anmerkt. In seinem Buch *Embodiment* setzt er sich dafür ein, die Wechselwirkung von Körper und Psyche zu verstehen und zu nutzen.

> Das Gehirn arbeitet eng mit dem Körper zusammen. Alles, was im Gehirn gemessen wird, findet seinen Niederschlag im Körper. Umgekehrt hat wie wir uns in unserem Körper fühlen großen Einfluss darauf, wie wir uns auch im Leben fühlen. Es wird daher Zeit, dass wir uns mehr dem Körper zuwenden.

Körpergefühl und Lebensgefühl

Unser Körpergefühl hat viel damit zu tun, wie wir die Welt erleben. Nicht nur Augen und Ohren oder alle nach außen gerichteten Sinne, sondern auch die Art, wie wir unseren Körper wahrnehmen – seine Beweglichkeit, den Spannungszustand der Muskeln, das Erregungsniveau des Nervensystems – macht einen großen Teil unseres Lebensgefühls aus.

- Fühlt sich unser Körper eher *eng* und zusammengezogen an, weist das auf ein Schutzbedürfnis hin. Wir nehmen die Welt draußen eher vorsichtig, ängstlich oder misstrauisch wahr. Unser Körper signalisiert uns Gefahr, und diese Gefahr projizieren wir dann nach außen.
- Fühlt sich unser Körper *fest* und unflexibel an, verfügen wir über wenig flexible Reaktionsmöglichkeiten auf Situationen und Anforderungen des Lebens.
- Fühlen wir *Schmerzen* im Körper, sind wir nach innen fi-

xiert. Unsere Wahrnehmung für die Welt draußen ist eingeschränkt.

- Fühlen wir uns im Körper *weit*, locker und frei, können wir mit Leichtigkeit präsent sein. Wir fühlen uns in unserem Körper sicher. Wir agieren, statt zu reagieren, sind offen für das Leben.

Sicherheit oder Gefahr?

Unser autonomes Nervensystem prüft ständig, ob die Umgebung sicher oder gefährlich ist – ein Vorgang, den der Neurowissenschaftler Stephen W. Porges *Neurozeption* nennt. Das ist bei allen Menschen so und geschieht automatisch ohne unser Zutun. Es ist unser evolutionäres Erbe.

Je nachdem, wie diese Reize eingestuft werden, erleben wir einen neuronalen Zustand von Sicherheit, Gefahr oder sogar Lebensgefahr. Sobald dabei jemand oder etwas als gefährlich eingestuft wird, springt der Sympathikus an und bereitet uns augenblicklich auf Kampf oder Flucht vor. Haben wir uns vorher entspannt im grünen Bereich aufgehalten, ist es nun mit der Ruhe vorbei. Notfalls laufen entwicklungsgeschichtlich noch ältere Notfallmechanismen ab: zum einen die Erstarrung, bei der die Muskeln noch angespannt sind, zum anderen das Kollabieren, bei dem die Muskeln schlaff werden, wie wir das zum Beispiel von der Maus im Maul der Katze kennen.

> Körpergefühl und Lebensgefühl hängen eng zusammen. Wie wir uns in unserem Körper fühlen, färbt unsere Wahrnehmung.

Das Gefühl von Sicherheit – im Körper

Zum Leben gehört normalerweise ein Grundgefühl von Sicherheit und die Überzeugung, Schwierigkeiten meistern zu können. Es entsteht in der Familie durch intakte Beziehungen und entwickelt sich weiter durch vielfältige Erfahrungen. Man kann Rückschläge überwinden, mit Ängsten umgehen und Krisen meistern. Diese Erfahrungen und Fähigkeiten verstärken das Gefühl, dem Leben gewachsen zu sein.

Dieses Grundgefühl von Sicherheit ist im Körper spürbar. Man ist entspannt und weiß: »Ich kann mich auf meinen Körper verlassen. Wenn es darauf ankommt, kann ich mich verteidigen, kämpfen oder fliehen. In der Zwischenzeit muss ich nicht ständig aufpassen, sondern kann ganz normal leben und das Leben genießen.« Die Überzeugung *»Ich schaffe es«* ist auf allen Ebenen verankert, auch in meinem Körper.

Das Erleben von Gefahr – im Körper

Bei einem Trauma wird dieses Grundgefühl von Sicherheit erschüttert. Es war eben nicht möglich, sich erfolgreich zu verteidigen oder sich in Sicherheit zu bringen. Das Notfallsystem ist zwar angesprungen, wurde jedoch abrupt unterbrochen. Der Versuch, mit der als extrem bedrohlich erlebten Situation fertigzuwerden, wurde verhindert, und auch eine Entladung der aktivierten Energie konnte nicht stattfinden.

Das Nervensystem bleibt zum einen in der Alarmreaktion stecken, mit allen beschriebenen Folgen dieser Übererregung. Zum anderen bleibt die Erfahrung von Ohnmacht und Kontrollverlust körperlich gespeichert. Man fühlt sich in seinem Körper nicht mehr sicher. Auch wenn man das vielleicht im täglichen Leben nicht ständig spürt, kann es als körperliches Grundgefühl allem zugrunde liegen. Es kann sich in Überzeugungen widerspiegeln wie: »Ich bin dem Leben nicht gewachsen« oder »Ich kann mich nicht wehren«.

Das Nervensystem hat viele Reize mit Gefahr gekoppelt. Erinnern Sie sich an den Mann, der es als gefährlich einstuft, wenn sich ihm jemand von links hinten nähert, weil der Vater ihn beim Rechnen auf den Hinterkopf schlug? Sein Körper erinnert sich und schlägt Alarm. Vielleicht ist die Person links hinter ihm aber auch nur der Kellner mit der Vorspeise.

Angst als Reaktion auf den eigenen Körper

Wir reagieren über unsere Sinnesorgane auf äußere Umgebungsreize: Geräusche, Anblicke, Berührungen, Geschmackserlebnisse, Gerüche. Ebenso reagieren wir auf Reize *im Körperinneren*, also auf Empfindungen, die innerhalb des Körpers auftreten, zum Beispiel Schmerzen, Spannungen, wohlige Wärme im Bauch oder Fluchtimpulse in den Beinen.

Wenn jemand unter generalisierter Angst leidet, ist auch der Körper beteiligt. Ein hoher innerer Stresslevel macht unsicher. Es fehlt die Sicherheit, im Notfall fliehen oder sich verteidigen zu können, weil dies bei einem früheren Trauma nicht erfolgreich war. Wer eine solche Erfahrung gemacht hat, hat oft nicht mehr das Gefühl, sich auf seinen Körper verlassen zu können.

Woher Gedankenkreisen kommt

Auch Gedankenkreisen hängt eng mit dem körperlichen Zustand zusammen. Es ist Ausdruck eines hohen inneren Stresspegels und Folge einer gesteigerten Gehirnaktivität. Das Gehirn arbeitet auf Hochtouren und produziert Gedanken – immer wieder dieselben. Bei positivem Stress steigert man sich dann in Erwartungen hinein, die wenig mit der Realität zu tun haben. Bei negativem Stress kommt es zu Angstschleifen und Katastrophenfantasien. Vermutungen, was ein anderer Mensch tun oder sagen könnte, was er gemeint haben könnte, färben die innere Wahrnehmung. Das Aussteigen aus den Gedanken scheint nur schwer möglich.

Wenn wir diese biologischen Zusammenhänge kennen, nehmen wir unsere Gedanken unter Stress nicht mehr für bare

Münze. Wir erinnern uns daran, dass Denken nun mal die Aufgabe des Gehirns ist und dass nicht alle unsere Gedanken wahr sind.

Spüren statt reagieren

Spüren und Reagieren sind meist unmittelbar gekoppelt, weil wir es gewohnt sind, sofort zu bewerten, was wir spüren.

Spüren – wie geht das?

Das Einzige, was es beim Spüren zu lernen gilt, ist, die Aufmerksamkeit bei den Körperempfindungen zu *halten*. Das ist für jeden unterschiedlich schwer. Manche tun sich von Anfang an ganz leicht damit und genießen es sogar. Andere können ihre Aufmerksamkeit zunächst gar nicht oder nur kurz im Körper halten. Es fällt ihnen schwer, für eine Weile bei ihren Empfindungen zu bleiben.

»Man muss erst einmal einen Spürsinn für sich selbst entwickeln«, sagt eine Klientin. Manchmal muss man dafür weniger etwas lernen, als vielmehr Gewohnheiten *verlernen*.

»Wie beim autogenen Training«, sagen manche, aber genau das ist es nicht. Durch Methoden wie das autogene Training sind manche es gewohnt, die Aufmerksamkeit auf den Körper zu richten und gleichzeitig Einfluss auf ihn zu nehmen, zum Beispiel durch Autosuggestionen wie: »Mein rechter Arm ist ganz schwer.« Man spürt und steuert zugleich.

Darum geht es bei beim reinen Spüren nicht. Es geht vielmehr um reine Körperwahrnehmung, ohne irgendetwas beeinflussen zu wollen. Ein Beispiel: Ich bin aufgeregt. Woran merke ich, dass ich aufgeregt bin? Vielleicht sind meine Muskeln angespannt, mein Herz klopft schneller, der Atem wird flacher. Vielleicht ist da ein Wibbeln mit dem rechten Bein, oder die

Finger werden kribbelig. Punkt. Keine Bewertung, keine Absicht, etwas zu verändern.

Spüren braucht Zeit

Kennen Sie Menschen, die schnell reden und keine Pause zwischen den Sätzen lassen? Bei denen ein Gedanke den nächsten jagt? Mir geht es beim Zuhören dann manchmal so, dass ich mir eine Pause wünsche, um das Gesagte sacken zu lassen, um meinen eigenen Gedanken nachzuhängen oder um dem Eindruck nachzuspüren, den die Worte in mir hinterlassen haben.

> Spüren braucht Zeit. Alle Menschen können lernen, die Aufmerksamkeit bewusst auf ihre Körperempfindungen zu lenken und sich die Zeit geben, genauer hinzuspüren.

Körperempfindung und ihre Bewertung

Wenn wir uns diese Zeit nehmen, können wir immer leichter bei einer Körperempfindung bleiben, ohne sie zu bewerten. Nehmen wir das Beispiel Herzklopfen. Wenn das Herz plötzlich schneller klopft, macht das vielen Menschen Angst. Sie haben Angst vor einem Herzinfarkt. Und schon spüren sie nicht mehr ihr Herzklopfen, sondern vor allem ihre Angst. Dabei kann Herzklopfen auch ein Ausdruck von Freude sein.

Da unser Lebensgefühl so viel damit zu tun hat, wie wir unseren Körper erleben, lohnt es sich, unsere Körperempfindungen näher kennenzulernen. Wir lernen dabei etwas über uns selbst. Eine Klientin lässt erleichtert die Schultern sacken und stellt fest: »Ich merke erst jetzt, dass ich meine Schultern hochgezogen habe«.

Viele Menschen leben ständig mit dieser unbewussten

Schutzhaltung. Es ist eine normale Reaktion, bei Anzeichen von Gefahr – echter oder vermeintlicher – die Schultern hochzuziehen. Es ist nicht normal, dass die Schultern oben bleiben. Dann ist der natürliche Rhythmus von Laden und Entladen gestört. Das Körpergefühl signalisiert weiterhin Gefahr.

Wenn wir die Einschätzung »Gefahr« beiseitelassen, können wir uns der reinen Körperempfindung »hochgezogene Schultern« zuwenden und sie ohne Bewertung spüren. Dann kann sie beginnen, sich zu verändern.

Etwas so erleben, wie es ist

Das klingt einfach und ist doch oft so schwer. Wir sind es nicht gewohnt, beim reinen Spüren zu bleiben, ohne das, was wir spüren, sofort mit einer Geschichte zu verknüpfen. Unsere körperlichen Reaktionen laufen so blitzschnell ab, dass wir sie normalerweise gar nicht bemerken. Wir verlieren uns in den Gedanken dazu oder in den schmerzhaften Emotionen, die dadurch in Gang gesetzt werden. Dann sind wir von der Körperempfindung weit entfernt.

Um etwas so zu erleben, wie es ist, brauchen wir eine neutrale Aufmerksamkeit. Wir lassen uns nicht durch unsere Gedanken ablenken und bleiben stattdessen bei der Körperempfindung.

Eine Klientin, die den Sport als ihr Ventil nutzte und sich darüber immer wieder vorübergehend entlastete, ließ sich darauf ein, ihren Bewegungsdrang einmal bewusst im Körper wahrzunehmen. Erstaunt sagte sie: »Aha, das ist Energie, die nicht in Bewegung umgesetzt werden muss.«

Dazu brauchen wir den inneren Beobachter. Wir tauchen nicht ganz in die Empfindung ein, sondern *spüren und beobachten gleichzeitig*, wie sie sich weiterentwickelt. Das ist ein spannender Prozess. Dieses duale Bewusstsein können wir üben und weiterentwickeln. Es hilft uns, auf eine neue Art mit unseren Emotionen umzugehen.

Wie man noch mit Emotionen umgehen kann

Wie gehen Sie mit Ihren Emotionen um? Sind Sie der Typ, der sich kontrolliert und sie unterdrückt? Agieren Sie Ihre Emotionen eher aus? Oder gehören Sie zu den glücklichen Menschen, die sie einfach fühlen können, und dann gehen sie auch wieder vorbei?

Für Menschen mit Traumaerfahrungen ist das schwer, denn sie werden leicht von ihren Emotionen überwältigt. Warum ist das so und wie kann der Körper dabei helfen, die Toleranz für Emotionen zu vergrößern?

Individuelle Toleranzfenster

Jeder Mensch hat eine bestimmte Bandbreite zur Verfügung, innerhalb derer Emotionen *gehalten* werden können. Innerhalb der Grenzen dieses »Toleranzfensters« betrifft das alle Emotionen, die angenehmen wie Freude und Liebe ebenso wie die eher unangenehmen Emotionen wie Angst, Wut oder Traurigkeit.

Übersteigt die Intensität der Emotionen diese Bandbreite, wird die innere Anspannung so stark, dass sie nicht mehr gehalten werden kann. Man explodiert nach außen, oder man implodiert und »macht zu«. In beiden Zuständen ist das rationale Denken abgeschaltet, und niedrigere Gehirnfunktionen übernehmen die Kontrolle über das Verhalten.

Dazu ein Beispiel, das Sie vielleicht aus Krimis kennen: Ein Polizist gerät in eine gefährlichen Situation, die sich zuspitzt, und dann – schießt er oder nicht? Die Frage ist: Kann er die Spannung – im Körper – halten? Oder *verliert er die Nerven*?

Das Problem ist die Ladung

Was ist der Unterschied zwischen einem emotionalen und einem gefühlvollen Menschen?

Wenn wir jemanden als »emotional« bezeichnen, hat das einen negativen Beigeschmack. Dieser Mensch neigt dazu, seine Emotionen auszuagieren, explodiert leicht, ist unkontrolliert. Er wird in Stresssituationen von seinen negativen Emotionen überwältigt und kann diese dann nur schwer oder gar nicht kontrollieren. Stattdessen wird er von ihnen gesteuert. Er hat nicht mehr die Wahl. Emotionen sind also etwas, das wir »in den Griff bekommen« wollen.

Denken wir dagegen an einen gefühlvollen Menschen, fällt uns eher jemand ein, der Zugang zu seinen feineren Gefühlen hat und sie direkt fühlen kann. Er ist zum Beispiel froh, zuversichtlich, fasziniert oder auch zaghaft, verletzlich, sehnsüchtig. Damit verbinden wir eher etwas Lebendiges, etwas Warmes und Positives. Ein volles Leben.

Was ist der Unterschied? Das Problem ist die Ladung. Wer Emotionen ausagiert, zum Beispiel aus Wut etwas zertrümmert, ist geladen. Diese Ladung ist als Reaktionsmuster ganz real im Nervensystem vorhanden und wartet darauf, dass sie irgendwie entladen wird. Notfalls mit Gewalt. Wenn sie ausbricht, gibt es keine Kontrolle mehr darüber. Sie stammt aus nicht abgeschlossenen Verteidigungs- oder Fluchtbewegungen, also aus unaufgelöstem Trauma. Sie wurde damals im Körper gebunden. Es ist schlummernde Ladung, die jederzeit aktiviert werden kann.

Ausagieren ist keine dauerhafte Entladung

Das Ausagieren von Emotionen darf nicht mit einer dauerhaften Entladung verwechselt werden. Auch wenn es vielleicht vorübergehend als entlastend erlebt wird, so bleiben die zugrunde liegenden Stressmuster dabei unverändert. Beim nächsten Anlass sind die Emotionen genauso heftig wieder da.

Außerdem besteht beim Ausagieren zum Beispiel von Wut die Gefahr, dass sich die Ladung dabei noch weiter erhöht, bis sie das Nervensystem nicht mehr halten kann. Dann droht eine erneute Überwältigung. Das damit verbundene Nicht-mehr-Fühlen ist dann kein Anzeichen dafür, dass sich die Wut aufgelöst hat, sondern deutet auf eine Dissoziation hin. Die Wut wurde abgespalten, ist aber weiterhin vorhanden und als Ladung im Nervensystem gebunden.

Gefühle »herauszulassen« hilft also nicht. Wir brauchen einen anderen Weg zur Entladung, etwa so, wie wir aus einem Luftballon ganz langsam die Luft entweichen lassen.

Emotionen brauchen Raum im Körper

Jeder kennt es: Bei Anspannung ziehen wir uns zusammen. Ist jemand chronisch angespannt oder ängstlich, sind auch seine Muskeln chronisch angespannt, und es gibt wenig inneren Raum im Körper. Wenn nun eine starke Emotion auftaucht, hat die damit verbundene Energie keinen Platz, sie schießt nach oben wie Adrenalinstoß.

Emotionen brauchen Raum im Körper. Dieser Gedanke ist vielleicht neu und ungewohnt für Sie. Vielleicht hatten Sie schon einmal das Gefühl, von einer Emotion überflutet, wie von einer Welle weggerissen zu werden. Dann war zu viel Energie für Sie da, Ihr Körper konnte sie nicht halten, und Sie wurden von ihr überrollt.

Man kann lernen, das Toleranzfenster für Emotionen im Körper zu erweitern. Dabei braucht man zunächst therapeutische Unterstützung. Klienten, die von diesen Zusammenhängen nichts wissen, beschreiben oft spontan, dass sich während einer Somatic-Experiencing-Sitzung der Raum in ihrem Körper vergrößert. Es entsteht ein Gefühl von größerer innerer Weite. Ist der innere Raum weiter, steigt die emotionale Energie nicht mehr so hoch und überflutet einen nicht mehr.

Das gilt auch für positive Emotionen, denn auch sie können »zu viel« sein. Wir können uns von einer positiven Nachricht überwältigt fühlen, Freude kann »uns umhauen« oder »wir platzen fast vor Glück«.

Die Emotion im Körper halten – wie geht das?

Die Alternative dazu, eine Emotion auszuagieren oder zu unterdrücken, ist, sie im Körper zu halten. Was heißt das und wie sieht es in der Praxis aus?

Wenn eine Emotion zu intensiv und dadurch bedrohlich wird, bitten wir den Klienten zunächst, zu spüren, wo und wie er sie im Körper wahrnimmt. Dann laden wir ihn ein, die Emotion und die dazugehörige Geschichte beiseitezulegen und im Hier und Jetzt der Körperempfindung zu bleiben. Zum Beispiel: *Angst* sagt erst einmal noch nicht viel aus. Die Frage ist: Wie fühlt sich die Angst *jetzt gerade* im Körper an?

Dadurch greifen wir in das automatische neuronale Muster ein: Das Gehirn nimmt normalerweise bestimmte Körpersignale wahr, identifiziert sie als Angst, Wut etc. und interpretiert diese Emotion dann sofort als Angst *vor etwas*, Angst, *weil damals* … oder Wut *auf jemanden*. Die Geschichte verstärkt die Emotion noch, die Körperreaktionen werden heftiger, was wiederum die Angst oder Wut noch berechtigter erscheinen lässt und so weiter …

In diesen destruktiven Kreislauf greifen wir ein, indem wir die drei Ebenen »Denken«, »Fühlen« und »Spüren« entkoppeln. Wir gehen weg vom Inhalt und hin zum reinen Spüren. Wir lenken die Aufmerksamkeit des Klienten auf seine Körperempfindungen.

Zum Beispiel Angst: Er geht nun nicht tiefer in die Angst und die dazugehörige Geschichte hinein. Stattdessen bleibt er dabei, wie sich diese Angst jetzt gerade in seinem Körper zeigt, im Atem, in den Muskeln, als Wärme etc. Dann beobachten wir, *wie sich die körperlichen Empfindungen weiterentwickeln.* So begleiten wir den Klienten dabei, die Emotion im Körper zu halten. Dabei greifen wir unterstützend ein und steuern den Prozess so, dass er die Ladung gut halten kann, bis sich die Anspannung schließlich in Wellen entlädt.

Parallel dazu verändert sich auch seine Emotion. Sie droht nicht mehr ihn zu überfluten, und auch der Druck, sie kontrollieren oder durch Weglaufen ausagieren zu müssen, lässt nach. Seine Gedanken und Vorstellungen verändern sich dadurch, dass sie weniger aufgeladen sind, ebenfalls in eine gelassenere Richtung. Er macht die Erfahrung, dass ihm sein Körper dabei hilft, eine vorher schwer erträgliche Emotion handhabbar zu machen.

Im Lauf der Zeit erweitert sich so seine Kapazität, Emotionen im Körper zu halten. Das klingt für Sie im Augenblick vielleicht unglaublich. Doch in den nächsten Kapiteln werden Sie weitere Beispiele dafür lesen, wie man auf diese Art mit Angst und Wut umgehen kann.

(K)ein Grund zur Panik

Panikattacken kommen scheinbar aus dem Nichts. Man hat den Eindruck, sie entstehen aus heiterem Himmel und ohne jeden Auslöser. Doch ist das wirklich so?

Ich wollte nur, dass alles normal ist

»Heute Morgen hatte ich eine Panikattacke.« Susanne klingt enttäuscht. »Die erste seit drei Monaten. Ich dachte, ich hätte die Panik im Griff. Aber da habe ich mir wohl etwas vorgemacht.« Ich frage Susanne, was heute Morgen war.

»Nichts Besonderes«, antwortet sie. »Der übliche Stress mit der Tochter. Als sie weg war, fing ich an aufzuräumen, und plötzlich kriegte ich Herzrasen und Schweißausbrüche, das ganze Programm eben.«

»Erinnern Sie sich, was geschah, kurz bevor es anfing?«, hake ich nach. Susanne denkt angestrengt nach.

»Nichts Besonderes. Ich habe die Spülmaschine eingeräumt und wollte als Nächstes staubsaugen. Ich war froh über die Ruhe im Haus. Es ist so selten still bei uns. Dann hörte ich von Weitem das Martinshorn, wahrscheinlich wieder ein Unfall«, bei diesen Worten wird sie starr, und ihr Atem stockt. Sie will weitererzählen, doch ich bitte sie, einen Moment innezuhalten und wahrzunehmen, was in ihrem Körper gerade vor sich geht.

»Es fühlt sich an wie der Beginn einer Panikattacke. Die Angst kriecht in mir hoch, und ich fühle mich klein und hilflos.« Susanne zieht die Schultern hoch und dreht den Oberkörper leicht nach rechts hinten, wie um sich zu schützen.

»Von wo kommt die Bedrohung?«, frage ich. Sie zeigt nach links vorn.

Während wir mit dieser Körpererinnerung arbeiten und sich ihr Nervensystem langsam wieder beruhigt, offenbart sich auch, wie sich die Panikattacke anbahnte. Susanne hörte das Martinshorn und dachte: »O je, schon wieder etwas passiert!«

Bei diesen Worten kommt eine große Traurigkeit in ihr hoch. Ich bitte sie, mit dem Erzählen eine Pause zu machen und die Traurigkeit zuzulassen. Nach einer Weile sagt sie aus tiefstem Herzen:

»Ich habe so eine Sehnsucht nach Normalität, nach einem ganz normalen Leben, in dem nicht dauernd etwas passiert.« Stockend erzählt sie weiter: »Diese Sehnsucht hatte ich schon immer. Schon als Kind wollte ich nur, dass alles normal ist. Aber es war nie normal.«

Dann tauchen Erinnerungen aus ihrer Kindheit auf. Der Vater war wieder einmal betrunken und bedrohte die Mutter. Sie selbst stand dazwischen. Als sie das erzählt, hebt sie ihre Arme schützend vor sich in eine Verteidigungsposition.

»Ich wollte meine Mutter beschützen. Aber es ging nicht.

Ich war zu klein. Ich war hilflos.« Ihre Arme erstarren in der Luft.

Das Geräusch des Martinshorns setzte in Susannes Körper eine ganze Assoziationskette in Gang. Ihre Geste der in der Luft erstarrten Arme zeigt deutlich, wie ihr unwillkürlicher sinnvoller Verteidigungsimpuls als Kind nicht zum Abschluss gebracht werden konnte und erstarrt war, zusammen mit all den Gefühlen von entsetzlicher Angst und Ohnmacht.

An diesem Punkt können wir anknüpfen und die Impulse im Nachhinein zu Ende bringen. In Susannes Verhaltensgedächtnis ist der ganze Bewegungsablauf abgespeichert, der damals nicht zu Ende gebracht werden konnte. Die alte Angst blieb als hohe Ladung weiterhin in ihrem Nervensystem gebunden. Wir lockern nun vorsichtig die Pausen-Taste, indem Susanne ganz langsam und bewusst ihre Arme die Verteidigungsgeste vollenden lässt. Dabei löst sich die alte Angst nach und nach in Form von Wellen, die Susanne gut halten kann.

Am Ende der Sitzung, als sich die mit diesen Erinnerungen verbundene Erregung gelöst hat und sie sich wieder ruhig und sicher fühlt, reflektieren wir noch einmal den ganzen Ablauf an diesem Morgen. Susanne ist überrascht: Die scheinbar aus dem Nichts aufgetauchte Panikattacke hatte einen Auslöser. Der Gedanke, dass eine Panikattacke sie jederzeit ohne Grund und aus heiterem Himmel überfallen kann, war nun abgelöst durch ein stilles Staunen über die Art und Weise, wie ihr Körper Reize und Erinnerungen miteinander verknüpft. Wenn eine dieser Informationen, in diesem Fall das Martinshorn, angestoßen wird, kann er das »Gesamtpaket« wieder wachrufen – mit allen damit verbundenen Gefühlen und Körperempfindungen.

Panik ist alte im Körper gespeicherte Angst

Susannes Geschichte zeigt, wie ein Schlüsselreiz die Körpererinnerung aktiviert und dazu führt, dass man wieder ganz in das alte Trauma eintaucht. Man erlebt es, als würde es jetzt gerade passieren. Es fühlt sich an wie die Angst vor dem Sterben.

> Panik ist alte Angst, die noch im Körper gespeichert ist. Der Körper erinnert sich an ein früheres, längst vergangenes Trauma. Diese Erinnerung löst den Alarm im Nervensystem aus.

Für ein traumatisiertes, also überaktiviertes Nervensystem können kleine Reize als Trigger fungieren, die die Erinnerung an ein altes Trauma wachrufen. Als das Trauma damals passierte, war die Erfahrung unerträglich. Daher setzte der Schutzmechanismus Dissoziation ein. Die Erfahrung wurde in einer Art Implosion aufgesplittert in viele kleine Teile.

In der Dissoziation werden einzelne Elemente einer Erfahrung voneinander getrennt, weil die damit verbundene Ladung nur so erträglich ist. Die Ladung jedes einzelnen Teilchens ist gerade noch zu halten, die der gesamten Erfahrung nicht. Nun liegen diese Einzelteilchen mit ihrer hohen Ladung wie in einem Minenfeld herum und können jederzeit losgetreten werden. Tritt jemand aus Versehen darauf, tauchen sie aus der Dissoziation auf und werden aktuell wiedererlebt.

Wie der Körper bei Panikattacken helfen kann

Trauma bedeutet den Verlust von Verbindung. Die einzelnen Elemente haben keine Verbindung mehr. So hört Susanne das Martinshorn und empfindet plötzlich Panik, sieht aber keinen Zusammenhang zwischen beidem. Als sie erkennt, wie ihre Panik entstanden ist, und die dazugehörige Ladung beginnt, sich abzubauen, kann sich etwas in ihr wieder verbinden.

Häufig ergibt ein einzelner Trigger keinen Sinn. Doch je

mehr Elemente des alten Traumas aus der Dissoziation auftauchen, sich entladen und wieder verbinden, desto sinnvoller wird die Geschichte. Man kann sie dann als – vergangenen – Teil seines Lebens sehen und in seine Biografie integrieren.

»Ich werde nicht einfach überwältigt. Die Angst hat eine Ursache, und diese liegt in der Vergangenheit. Ich weiß nun, dass es ›alter Krempel‹ ist. Das hilft mir«, stellt Susanne erleichtert fest.

Gleichzeitig hat sie in der Sitzung die Erfahrung gemacht, dass sie die Angst im Körper halten kann. Und das ist das Wichtigste. Auf diesem Weg kann sie lernen, immer mehr über ihre Panik hinauszuwachsen.

Den Schalter umlegen, wenn die Angst kommt

Panikattacken lassen sich überwinden, wenn man lernt, mehr und mehr Angst im Körper zu halten, ohne davon überwältigt zu werden. Alles, was dabei hilft, ist willkommen:

Sich bewusst erden Panikenergie steigt im Körper stets nach oben. Bewusst wahrzunehmen, wie man in diesem Augenblick geerdet ist, hilft als Gegengewicht zu der nach oben schießenden Energie: Spürt man den Boden unter sich, verteilt sich die Energie wieder im Körper und überflutet einen nicht mehr. Auf Seite 236 finden Sie die Anleitung zu der Übung »Sich bewusst erden«.

Sich umschauen und orientieren Man kann sich orientieren, indem man sich umschaut, den Raum wahrnimmt, sich Zeit nimmt für Details wie Farben, Einrichtungsgegenstände, den Blick nach draußen etc.

Bewusst und langsam ausatmen Durch bewusstes langsames bzw. verlängertes Ausatmen signalisiert man dem Körper, dass er sich beruhigen kann.

Wissen: Panik ist alte Angst Sie gehört zu dem Trauma von damals. Damals war ich ein Kind, ich war hilflos und der Situation nicht gewachsen. Heute bin ich erwachsen und habe seit damals viele, viele Fähigkeiten und Erfahrungen erworben, die mir heute helfen, mit den Herausforderungen des Lebens umzugehen.

Sich an dieses Wissen zu erinnern, bewirkt etwas im Körper. Meist richtet man sich auf, es entsteht Weite im Körper. Er wird größer als die Angst. Das ist der Raum, den wir brauchen, um die Angst zu halten.

Von der Präsenz der Therapeutin profitieren Im geschützten therapeutischen Setting entsteht ein besonderer Raum. Darin können Gefühle und Körperempfindungen leichter gehalten werden, als wenn man allein ist. Die Präsenz der Therapeutin, die sich selbst im Kontakt reguliert, erleichtert auch der Klientin die Selbstregulation.

Mein Körper hat Angst. Ich nicht.

Nicht immer zeigt sich Angst in Form von Panikattacken. Manchmal ist sie eher ein allem zugrunde liegendes bedrohliches Gefühl. Dieses kann ganz real begründet sein, zum Beispiel durch eine Beziehungskrise oder einen sich verschlechternden Gesundheitszustand. Es kann aber auch sein, dass auf den ersten Blick nichts Nachvollziehbares darauf hinweist, woher das unterschwellige Angstgefühl kommt.

Als wenn mein ganzer Körper ein Herzschlag ist

»Mein Mann ist mein Retter. Wir haben uns beim Sport kennengelernt, da waren wir beide sechzehn. Mit ihm fing mein gutes Leben an.« Sofias Augen leuchten, als sie von ihrem Mann erzählt. »Meine Beziehung ist mein Fundament. Ich weiß aber auch, dass sie nicht mein Glücksbringer ist.«

Sofia ist eine attraktive, lebendige Mittdreißigerin, der es leichtfällt, mit mir in Kontakt zu treten. Sie erzählt von ihrem Studium, ihrem Job und ihrem Hobby. Und doch gibt es ein Problem, das sich durch ihr Leben zieht: Die Angst ist ihr ständiger Begleiter.

»Schon morgens beim Aufwachen ist es da, mein pochendes Herz. Es klopft bis zum Hals, als wenn mein ganzer Körper ein Herzschlag ist. Es ist Angst – vage, diffuse Angst: Jetzt musst du wieder in den Tag hinaus. Sie ist immer da, am schlimmsten im Büro. Es ist, als wenn vor der Bürotür ein Ungeheuer mit einem Hammer steht. Bis Mittag lässt sie nach, dann denke ich, heute kann nicht mehr viel passieren. Seit Jahren schleppe ich diese Angst wie einen Klotz am Bein mit mir herum, eigentlich schon immer. Jeder Tag will erkämpft werden.«

Sofia hat eine angstbesetzte Kindheit erlebt. Ihr Vater war Alkoholiker. Abends kam er in ihr Zimmer … Ihre Mutter leugnet es heute noch.

»Ich schleppe das kleine ängstliche Kind immer noch mit mir herum. Dann bin ich so aufgeregt. Ich kann dann nicht abschalten, auch wenn ich mir das rational erklären will.«

Die Amygdala – Feuermelder im Gehirn

Wenn Angst nicht dem unmittelbaren Lebenserhalt dient, ist sie alte, im Körper gespeicherte Angst, ein Überbleibsel früheren Traumas. Akute Angst erleben wir, wenn ein Auto auf uns zufährt und wir um unser Leben laufen, oder wenn wir vor der – vermeintlichen – Schlange zurückzucken.

Tauchen dagegen ohne akuten Anlass beim Überqueren einer Brücke oder beim Durchqueren eines Tunnels Angstgefühle auf, handelt es sich um alte Angst. Eine auf Automatik geschaltete Alarmreaktion läuft ab, bei der blitzschnell eine hohe Ladung freigesetzt wird. Die Amygdala, unser Feuermelder im Gehirn, feuert, weil gerade ein altes Programm abläuft.

Damit die Amygdala Alarm schlägt, müssen wir nicht persönlich in Gefahr sein. Es genügt schon, wenn wir *mitansehen*, wie einem anderen Menschen Schmerz zugefügt wird.

Über Spiegelneuronen empfinden wir den Schmerz und die Ohnmacht mit und leiden mit. So kann ein Kind, das miterlebt, wie der betrunkene Vater die Mutter schlägt, allein dadurch traumatisiert werden, dass es Zeuge dieser Gewalttaten ist.

Die Botschaften des Körpers entschlüsseln

Wer unter chronischen oder wiederkehrenden Ängsten leidet, hat ein Nervensystem, das leicht in Alarmbereitschaft gerät und Angst signalisiert. Er tut gut daran, diese Botschaften seines Körpers zu hinterfragen und zu entschlüsseln.

Ein traumatisiertes Nervensystem fährt viel schneller hoch als ein nicht traumatisiertes. Es ist so konditioniert. Es springt auf geringe Schlüsselreize an, *weil es so programmiert ist.* Die Aufgabe des Notfallsystems ist es, unser Leben zu sichern. Das macht es – so wie der Verstand denkt und das Herz schlägt. Hochaufgeladene Themen, die in uns schlummern, gehen also letzten Endes auf nicht abgeschlossene Reaktionen in traumatischen Situationen zurück.

Das Nervensystem springt an, weil es die damaligen Notfallreaktionen endlich abschließen will. Dies versucht es wieder und wieder, solange die alten, damals nicht abgeschlossenen Impulse und die damit verbundene Ladung vorhanden sind. Man nennt dieses Phänomen »Reinszenierung«. Es zeigt sich zum Beispiel in Fluchtimpulsen in den Beinen, sobald wir uns in einer Situation nicht wohlfühlen und instinktiv weglaufen wollen.

Diese Reaktionen finden auf der Ebene des Instinkts statt, sie werden nicht mit dem Verstand gesteuert. Im Gehirn ist dafür das Stammhirn verantwortlich. Trauma bedeutet durchgetretenes Gaspedal und Bremse zugleich, zum Beispiel fliehen wollen und nicht können. Das ist der allem zugrunde liegende körperliche Dauerzustand nach einem unbewältigten Trauma.

Aussteigen aus dem Angstkarussell

Was etwas an diesem Angstkreislauf verändert, ist zum einen das Verständnis für diese Zusammenhänge und zum anderen das Entschlüsseln der Botschaften unseres Nervensystems, die wir wahrnehmen. Wenn wir diese als Angst interpretieren, entwerfen wir sofort gewohnheitsmäßig eine Geschichte dazu, welche die Angst begründet. Oder wir greifen eine alte Geschichte dazu wieder auf, die wir bereits Hunderte oder Tausende Male gedacht haben. Und schon sind wir in einem Teufelskreis gefangen. Wir erleben Angst, die auch noch begründet ist, diese Gründe steigern die Angst usw.

Wenn wir durch einen Trigger in ein altes Trauma rutschen, erleben wir die Angst von damals, als würde alles *jetzt* passieren. Egal, ob es eine Woche her ist oder Jahrzehnte, wir tauchen in das Erleben ein und interpretieren die Welt durch diese Brille. Zum Beispiel sehen wir den Chef, Kollegen, Ehemann plötzlich mit anderen Augen und reagieren auf ihn, als wäre er die Bedrohung von damals.

Was ist der Ausweg? Die Botschaft des Nervensystems als das zu nehmen, was sie ist: eine Notfallreaktion auf einen Trigger, der aus einem alten Trauma herrührt – und nicht weiter in die Geschichte hineingehen. So steigen wir aus dem Angstkarussell aus.

In dieser Situation hilft die Erkenntnis: »Es ist nicht die jetzige Realität. Es ist ein altes Trauma.« Wir müssen uns dann immer wieder klarmachen, dass wir gerade ein altes Trauma wiedererleben und nicht auf die Person in der Gegenwart reagieren, sondern auf das Geschehen von damals, weil es unser Körper gerade so erlebt.

Die Identifikation mit der Angst durchbrechen

Wir tauchen nicht in die Angst ein. Wir nehmen wahr, wie sie sich im Körper anfühlt, und gleichzeitig hören wir auf, uns mit dieser körperlichen Reaktion zu identifizieren. Dabei hilfreich ist ein Satz wie: »Mein Körper hat Angst. Ich nicht.« Wir sagen damit: »Meine Amygdala feuert, weil sie – noch – so programmiert ist, weil ein altes Programm abläuft.«

Dann können wir beobachten, was sich durch diese innere Distanzierung verändert. Vielleicht kommt ein lösender Atemzug, oder man hat das Gefühl, etwas fällt von einem ab. Dem spüren wir dann nach und begleiten den Körper dabei, die alte Anspannung zu entladen.

Der Satz »Mein Körper hat Angst. Ich nicht.« erinnert uns daran, dass wir heute nicht mehr klein und hilflos sind. Heute sind wir erwachsen. Wir können Hilfe holen, wir können uns auf unsere Erfahrung besinnen und unsere Fähigkeiten einsetzen, um etwas zu verbessern.

Damit trennen wir die Körperempfindung von der Emotion. Wir nehmen den schnellen Herzschlag und die innere Aufregung wahr als das, was sie sind – ein schneller Herzschlag und innere Aufregung. Diese Distanz hilft uns, die körperliche Empfindung nicht zu interpretieren. So können wir sie eher halten und neugierig beobachten, wie sie sich verändert. Denn sie wird sich verändern, ganz einfach, weil das die Natur jeder Empfindung ist. Und wenn sie nicht mehr mit Angst gekoppelt ist, wird sie sich so verändern, dass es zu einer Beruhigung kommt.

Eine einzigartige Lösung entstehen lassen

Angst entsteht individuell, in einer Situation, in der es nicht möglich ist, sich zu verteidigen. Das wird *im Körper* als Versagen erlebt. Dazu kommen *Gedanken* wie: »Ich schaffe es nicht«. Das sind die Gemeinsamkeiten bei der Entstehung von Angst. Alle anderen Umstände und Details sind individuell verschieden.

Aus diesem Grund gibt es auch keine standardisierten Behandlungsweisen, sondern nur individuelle, kreative, einzigartige Lösungen für jeden Menschen. Man kann sie nicht erzwingen. Man kann sie nur entstehen lassen.

Wenn es gelingt, sich von der Identifizierung mit der Angst zu lösen, verändert sich etwas. Die Angst ist nun nicht mehr größer als ich, sondern: »Ich bin größer als die Angst«. Mit Sofia sah das so aus:

Den Kampf kann ich ja gar nicht gewinnen

Sofia war aufgeregt, und ihr Herz klopfte laut bis zum Hals. Sie wurde starr, fixierte sich ganz auf das Herzklopfen, und ihre Angst nahm noch mehr zu – die übliche Schleife, die ihr wohlvertraut war.

Schritt für Schritt begleitete ich Sofia dabei, ihre Angst zu halten und ihre Kapazität dazu immer mehr zu erweitern. Sie lernte beides, so gut es möglich war. Wenn sie mit ihrer Kapazität an eine Grenze kam und es ihr zu viel wurde, brauchte sie eine Ressource als Gegengewicht. Wir suchten dann die passende Ressource entweder im Körper, zum Beispiel durch eine Bewegung, um die Starre zu lösen, oder indem ich sie bat, ihren ganzen Körper zu spüren. So lenkte ich ihre Aufmerksamkeit zum Beispiel weg vom Herzklopfen hin zum restlichen Körper. Oder wir suchten die Ressource im Gespräch und ich bat Sofia erst dann wieder, auf die Körperebene zu gehen.

Hier einige Beispiele für Anleitungen in diesem Prozess:

- *Ich lud Sofia ein, ihre Arme auszustrecken und die Finger zu bewegen, und fragte sie, was sie in den Fingern wahrnähme. Sie spürte ein Kribbeln, ein Zeichen dafür, dass sich alte Angstenergie aus dem Rumpf löste, um sich zu entladen. Dadurch wird die Angst reduziert.*
- *Während ihr Herz klopfte, bat ich sie, auch auf ihre Beine zu achten. Das führte dazu, dass im Rumpf gestaute Energie allmählich in die Beine strömte und ihre Fußsohlen zu kribbeln begannen. Nach einer Weile wollten sich ihre Beine*

bewegen – ein Fluchtimpuls, ein Zeichen dafür, dass eingefrorene Energie langsam aufzutauen begann. Sofia konnte diesen Prozess unterstützen, indem sie diesen Impuls nicht sofort in Bewegung umsetzte und damit ausagierte, sondern ihn stattdessen einfach spürte. So konnte das Nervensystem vollenden, woran es damals gehindert war, und seinen eigenen Weg finden, die lang aufgestaute Energie zu entladen.

- *Sofia pustete ihre Angst heraus und sagte dabei »Puuuh!«. Diesen Laut machen wir unwillkürlich, wenn wir nach einer großen Aufregung unser Nervensystem dabei unterstützen wollen, sich wieder zu beruhigen. Er gibt uns ein Gefühl von Kontrolle über den Körper.*
- *Ich erklärte Sofia, was in ihr vorging, damit sie sich den Vorgängen in ihrem Körper weniger ausgeliefert fühlte. Wenn wir Angst haben, die zu groß ist für uns, produziert unser Gehirn Bilder und projiziert sie auf die Umgebung, und das kann noch mehr Angst machen. Zuerst fühlen wir Angst, und dann interpretieren wir sie als die Angst vor etwas. Doch das sind zwei verschiedene Sachen. Wir können aufhören, uns mit den Projektionen zu beschäftigen, und beim Körper bleiben. Ich schlug Sofia vor, ihren ganzen Körper zu spüren.*
- *Sofia verstand, dass ihr Körper gerade eine alte Angst aus der Kindheit produzierte. Daher sah die Angst groß aus. Indem ich ihre erwachsene Seite ansprach, ließ ich nicht zu, dass sich Sofia völlig in ihre kindliche Seite hineinbegab, die durch die Angst überfordert war. Stattdessen stärkte ich durch unseren Kontakt und durch das Sprechen die Erwachsene in ihr, die das ängstliche Kind in sich halten konnte.*
- *Sofia lernte, im Hier und Jetzt zu bleiben, während sie gleichzeitig die Angst fühlte. Mit diesem sogenannten dualen Bewusstsein war sie in der Lage, in ihrem Körper die Angst da sein zu lassen und parallel dazu wahrzunehmen, dass es jetzt im Außen sicher war. Ich lud sie dazu ein, sich im Raum*

zu orientieren und zu überprüfen, dass die alte Gefahr nicht mehr existierte. Sie war jetzt hier sicher.

– *Ich lud Sofia ein, Sätze zu sagen, die ihr halfen, sich aus der Identifizierung mit der Angst zu lösen, zum Beispiel: »Mein Herz hat Angst, mein Körper hat Angst, mein Gehirn hat Angst. Ich nicht.« Oder: »Mein Körper weiß immer noch nicht, dass ich in Sicherheit bin. Mein Gehirn weiß es noch nicht. Aber ich weiß es.«*

Mit all diesen Anleitungen und vor allem mit viel, viel Raum dazwischen entstanden in einem einzigartigen Prozess einzigartige Lösungen. Es ist eine Kunst, diesen jedem Menschen innewohnenden Heilungsprozess maßvoll zu steuern, ihm dabei nicht im Weg zu stehen und ihn sich gleichzeitig entfalten zu lassen.

Für Sofia waren der Satz »Mein Körper hat Angst. Ich nicht.« und die Erfahrung, ihn im Körper wirken zu lassen, tief berührend. Beides zusammen löste eine ganze Kette von befreienden Gedanken aus: »Ich habe mich immer so angestrengt und mich zusammengerissen, ich dachte, dann wird es besser. Dabei war es ja etwas in meinem eigenen Körper, das mir Angst gemacht hat. Den Kampf kann ich ja gar nicht gewinnen. Ansatzweise habe ich schon geahnt, es ist besser, sich zu verbünden. Ich wusste, gegen mich selbst zu kämpfen, kann mich nicht heilen. Jetzt darf der Kampf aufhören.«

Sofias Selbstbild begann sich neu zu sortieren. Sie sah ganz neue Möglichkeiten, wie sie von nun an mit dem Herzklopfen umgehen könnte.

»Ich kann sagen: Ach, da bist du ja, Herzklopfen – ohne Kommentar … Es sind ja nur die Gedanken …«.

Sofia ließ ihren Ideen freien Lauf und spürte immer größere Ruhe und Erleichterung. Schließlich löste sich ein abschließender Satz von ihren Lippen:

»Mein Herzklopfen. Das bin ja gar nicht ich.«

In der nächsten Sitzung berichtete Sofia, dass sich das mor-

gendliche beängstigende Herzklopfen nach dieser Sitzung fast ganz verloren hatte. Nach so vielen Jahren.

Ich kann meine Angst selbst auflösen

Das Erweitern der Fähigkeit, Angst oder eine andere Emotion auf diese Weise im Körper zu halten, ist anfangs nur mit Hilfe einer Therapeutin möglich. Diesen Prozess muss man – begleitet in Somatic-Experiencing-Sitzungen – erst kennenlernen. Dann ist er eine ungemein stärkende Erfahrung. Er verändert das eigene Selbstbild von *»Ich schaffe es nicht«* hin zu *»Ich kann meine Angst selbst auflösen«*.

Danach kann man ihn leichter für sich im Alltag umsetzen, zum Beispiel vor einer Prüfung. Man fragt sich: »Wo bin ich gerade auf der Stress-Skala von 0 bis 10?«

Über 7 beginnt der rote Bereich, der Notfallmodus. Hier ist die Angst größer als ich. Hat man den Satz *»Mein Körper hat Angst. Ich nicht.«* als lösend erfahren, hilft es möglicherweise, ihn in diesem Augenblick zu sagen oder zu denken. Man löst sich dabei aus der Identifizierung mit der Angst und beobachtet, wie der Stresspegel im Körper sinkt:

»Bis 7 bin ich größer als die Angst. Der Kopf wird wieder frei. Ich kann wieder klar denken. Auch wenn ich noch aufgeregt bin, reicht es schon für die Prüfung. Mit einem klaren Kopf kann ich die Ladung, die noch vorhanden ist, viel eher halten. Ich werde nicht von ihr überflutet. Und wenn ich sie halten kann, baut sie sich weiter ab.«

»Es ist jetzt eine Erregung, die ich im Griff habe, und die nicht mehr mich im Griff hat«, beschreibt es ein Klient.

Die Kraft in der Wut ...

Wut ist für viele Menschen eine schwierige Emotion. Wir denken dabei häufig zuerst an eine explosive, vernichtende Wut, die mit Gewalt und Zerstörung assoziiert wird. Doch eine gesunde Aggression hat nichts mit Gewalttätigkeit zu tun.

Wut ist zunächst einmal pure Energie. Wenn wir Zugang zu dieser Kraft haben, fühlen wir uns sicher in unserem Körper. Mit Wut können wir bei Bedarf kämpfen, uns verteidigen und Grenzen setzen.

Wie gehen Sie mit Ihrer Wut um?

Ein Kind, das ganz natürlich und unmittelbar wütend wird und es auch sein *darf*, erlebt seine Wut voll und ganz. Es verkörpert sie mit rotem Kopf und kraftstrotzend und ist dabei äußerst lebendig. Und dann, nach ein paar Minuten, ist es vorbei, und das Kind lacht wieder, springt fröhlich herum und spielt unbeschwert.

Viele Kinder haben nicht das Glück, ihre Wut einfach so erleben zu dürfen. Sie erfahren von klein auf, dass Wut nicht gern gesehen ist. Denn sie macht ihren Eltern Angst, zum Beispiel weil diese dann mit ihrer eigenen wütenden Seite konfrontiert werden, das aber nicht wollen. So lernen diese Kinder, ihre – auch berechtigte – Wut zurückzuhalten und von vornherein zu unterdrücken. Doch Wut, die nicht ausgedrückt wird, ist deshalb nicht weg. Unterschwellig ist sie weiterhin da.

Andere Kinder wachsen mit einem körperlich oder verbal gewalttätigen Elternteil auf und beschließen irgendwann: »Ich will nicht so sein wie mein Vater oder meine Mutter«. Auch sie lernen nicht, mit ihrer Wut angemessen umzugehen. Sie kennen Wut nur als zerstörerische Kraft, die man besser unterdrückt.

Wie wurde in Ihrer Familie mit Wut umgegangen? Was haben Sie als Kind über Wut gelernt? Und wie gehen Sie heute mit Ihrer Wut um? Können Sie sie nutzen und einen angemessenen Ausdruck dafür finden? Oder gehören Sie zu den vielen Menschen, die ihre Wut unterdrücken und zurückhalten?

Konsequenzen zurückgehaltener Wut

Wenn Wut zurückgehalten wird, hat das weitreichende Konsequenzen für das eigene Körper- und Lebensgefühl, zum Beispiel:

- Man fühlt sich nicht sicher, weil man keinen Zugang zu seiner gesunden Aggression hat.
- Man weiß nicht, wann man wütend ist, fühlt vielleicht nur eine heftige, überwältigende Energie und weiß nicht wohin mit sich.
- Man ist nicht wirklich in Beziehung zu anderen. Man vermeidet Konflikte und höhlt damit die Beziehungen aus.
- Man lebt eine verdeckte Feindseligkeit.
- Man hat einen hohen Spannungszustand in der Muskulatur – den Wutimpuls und den zurückhaltenden Gegenimpuls.
- Man leidet als Folge davon unter chronischen Schmerzzuständen.
- Man fühlt Angst anstelle von Wut.
- Man hält die Wut in den Augenmuskeln zurück – wenn Blicke töten könnten!
- Man lebt auf einem hohen inneren Stresslevel und erlebt daher eine schnellere Mobilisierung für Kampf oder Flucht und eine langsamere Beruhigung danach.
- Man richtet seine Wut nach innen, als Selbstkritik, und empfindet Wertlosigkeit und Depression.

Wut und Trauma

Wut signalisiert uns, dass etwas nicht stimmt, dass wir bedroht werden, unsere Werte verletzt werden usw. Der natürliche körperliche Impuls ist, etwas dagegen zu unternehmen, und zwar sich zu verteidigen oder um etwas zu kämpfen.

Bitte probieren Sie es selbst: Was macht Sie wütend? Wie nehmen Sie diese Wut in Ihrem Körper wahr? Wo im Körper sitzt sie und welche Impulse sind da?

Für Kampf oder Verteidigung spannen wir unsere Arm- und Schultermuskulatur an, ballen unsere Fäuste, schieben den Unterkiefer nach vorn, fixieren mit den Augen ein Ziel. Unser Stresslevel schießt in die Höhe, und wir erleben einen enormen Zuwachs an Energie. Diese Mobilisierung zum Kampf funktioniert instinktiv und in Sekundenbruchteilen, denn es könnte sein, dass wir unser Leben retten müssen. Im Kampf verbrauchen wir diese Energie wieder, und nach dem Kampf wird die Restenergie nach und nach abgebaut. So wird der natürliche Zyklus abgeschlossen.

Zum Trauma kommt es aus der Sicht von SE, wenn dieser Zyklus auf einem hohen Energielevel unterbrochen wird und die Energie im Körper gebunden, statt abgebaut wird. Die Unterbrechung kann in zwei unterschiedlichen Phasen geschehen, mit unterschiedlichen Folgen:

Entweder bleibt man in der *Erstarrung* stecken, wobei gleichzeitig zwei Impulse der Muskulatur vorhanden sind: die Bereitschaft zum Kampf und der Gegenimpuls, der die Muskeln zurückhält. Aktivierung und Zurückhaltung halten sich die Waage, sodass in der *Muskulatur* eine hohe Spannung gebunden ist.

Oder die Notfallreaktion läuft bis zum *Kollabieren* ab, und man bleibt hier stecken. Das Kollabieren tritt ein, wenn keine andere Reaktion mehr möglich ist, und führt dazu, dass man weder Angst noch Schmerz fühlt. Die Muskeln werden von einem Moment zum anderen völlig schlaff. Doch auch wenn in der Muskulatur keine Spannung mehr existiert, bleibt sie im *Nervensystem* gebunden, weil sie nicht regulär entladen werden konnte.

Die Wut kann sich daher nach einer Traumatisierung auf zwei verschiedene Weisen zeigen:

- entweder als *nach außen* gerichteter Kampfimpuls, der abgebremst und zurückgehalten wurde und nun auf seine Vollendung wartet,
- oder als *nach innen* gerichteter Impuls, wenn durch das Kollabieren die Kampfreaktion »in sich zusammenfiel«, die innere Ladung aber immer noch vorhanden ist. Die Folge sind oftmals autoaggressive Handlungsmuster.

Wie rein, so raus

Es ist bekannt: So wie man in eine Narkose hineingeht, so kommt man auch wieder heraus. Wer mit großer Angst oder Panik in die Narkose geht, erlebt beim Aufwachen und danach oft eine unerklärliche Unruhe oder Angst.

Auch beim Trauma gibt es dieses Phänomen: wie rein, so raus. In einer Gefahrensituation stellt der Körper Aggressionsenergie für Kampf oder Verteidigung zur Verfügung. Diese Energie wird durch die Erstarrung »überrollt« und, sofern sie nicht entladen werden kann, im Nervensystem eingeschlossen. Bestimmte Trigger können die eingefrorene Wut kurzfristig wieder auftauen. Diese Wut ist dann manchmal so gewaltig, dass man sich selbst nicht wiedererkennt.

Ich dachte immer, ich sei ein friedlicher Mensch

Bea ist eine freundliche, höfliche junge Frau, die nach einer Depression gerade wieder Fuß fasst im Leben. Wut ist für sie ein schwieriges Thema. Eigentlich fühlt sie fast nie Wut.

Eines Morgens fährt Bea zum Supermarkt. Es ist ihr freier Tag, sie ist bester Stimmung. Als sie mit ihren Einkäufen zum Auto zurückkommt, parkt jemand neben ihr ein. Auf einem Behindertenparkplatz. Bea merkt, wie Wut in ihr hochkriecht. So etwas macht man nicht. Sie setzt sich in ihren Wagen und schaut sich den Übeltäter genauer an. Es ist ein Mann mit Dreitagebart. Er tippt auf seinem Handy herum.

Als der Mann aussteigt, öffnet Bea ihr Fenster und spricht ihn an.

»Sie stehen auf einem Behindertenparkplatz«, sagt sie ruhig.

Der Mann dreht sich nicht einmal um: »Hier steht nie jemand.« Damit ist die Sache für ihn erledigt, und er geht weg.

In diesem Augenblick schießt eine gewaltige Energie in Beas Arme und Hände, und sie hat nur noch einen Gedanken: diesem Mann den Seitenspiegel abzubrechen. Ihre Finger formen sich bereits für diese Handlung. Sie braucht ihren gesamten Willen, um sich zu beherrschen, es nicht zu tun. Aber irgendwohin muss sie mit dieser Energie. Sie steigt aus und zerkratzt mit ihrem Ring die Seitentür seines Autos.

»Ich dachte immer, ich sei ein friedlicher Mensch. Aber da habe ich mich selbst nicht wiedererkannt.« Bea hat eine Ahnung davon bekommen, wie viel zurückgehaltene Wut in ihr steckt. Das Erlebnis hat sie erschreckt und an ihrem Selbstbild von sich als eines freundlichen, friedlichen Menschen gerüttelt.

Die Angst vor der eigenen Wut

Was war der Auslöser, der Trigger, der in Beas Nervensystem die Pausentaste lockerte und diese geballte Ladung Wut freisetzte?

Im Gespräch fanden wir heraus, dass es die *Missachtung* des Mannes mit dem Dreitagebart war, die sie so auf die Palme gebracht hatte. Es war die gleiche Missachtung, mit der Bea in ihrer Familie aufwuchs und der sie nie etwas entgegensetzen konnte. Auf ihrer Wut blieb sie sitzen. Wie sie jetzt weiß, sitzt sie auf einem Vulkan.

Viele von uns haben als Kind vergleichbare Dinge erlebt wie Bea und leben auf einem inneren Vulkan von unerträglich scheinenden Emotionen. Wir haben gelernt – mussten lernen –, die dazugehörigen Impulse zu unterdrücken, und haben das so perfektioniert, dass wir noch nicht einmal mehr wissen, dass es diese Impulse in uns gibt.

Doch auch wenn unser Bewusstsein vergessen hat: Der Körper vergisst nicht. Im Körpergedächtnis ist gespeichert, dass sich die aufgebaute Spannung nicht lösen konnte. Daher findet im Körper ein permanenter Kampf statt zwischen dem ursprünglichen Impuls und dem gleichzeitigen Bemühen, ihn zurückzuhalten. Das ist ermüdend und kostet viel Kraft. Kraft, die dem wirklichen Leben verloren geht.

Das Gefühl, wie gelähmt zu sein, kennt Bea gut. Sie hat nun auch eine vage Ahnung bekommen von dem Zusammenhang zwischen ihrer Aggression und ihrer Depression. Sie hat erfahren, wie immens groß die zurückgehaltene Kraft ihrer Wut ist und dass diese Kraft ein zerstörerisches Potenzial hat – wenn sie unkontrolliert freigesetzt wird.

Wer seine Wut unbewusst unterdrückt, hat gelernt, sie negativ zu bewerten. Diese Bewertungen beziehen sich auf den unangemessenen Ausdruck von Wut. Doch Aggression ist auch eine Antriebskraft. *Aggredere* ist das lateinische Wort für »auf etwas zugehen«. Es bedeutet, etwas in Angriff zu nehmen. Die Energie der Wut ist belebend. Sie motiviert uns, ein Ziel kraftvoll zu verfolgen.

Wut als Kraft spüren

Manchmal fühlt sich Wut so an, als ob man etwas kaputtschlagen oder jemanden umbringen könnte. Vor Wut kann man außer sich geraten. Dann ist die Wut so groß, dass man sie nicht halten kann. Man muss sie ausagieren oder aus dem Körper aussteigen, also dissoziieren.

Mit Somatic Experiencing streben wir an, die Wut wieder *in den Körper* zu integrieren. Das heißt konkret, wir legen die dazugehörige Geschichte beiseite und spüren hin: Wie fühlt sich die Wut jetzt gerade im Körper an? Manchmal gibt es einen Impuls, nach vorn zu springen. Manchmal befindet sich ganz viel Energie in den Händen, in einer geballten Faust oder in Fingern, die sich zu Krallen formen. Manchmal hilft eine Abgrenzungsgeste mit den Händen nach vorn, um einen zurückgehaltenen Wutimpuls spüren zu können. Oft ist Wut auch mit Angst gekoppelt. Dann wurde erlernt, die Wut aus Angst vor den Reaktionen der Bezugspersonen zu unterdrücken. In diesem Fall zeigt sie sich im Körper zusammen mit einer Körpersprache der Angst.

Es geht darum, diese Gesten und Impulse zu *spüren, ohne sie auszuagieren und ohne voller Angst und Hilflosigkeit zu kollabieren*, sondern stattdessen bei den reinen Körperempfindungen zu bleiben. Dabei verändern sich diese Empfindungen. Nichts in der Natur bleibt statisch, es sei denn, es wird zurückgehalten. Kann man dagegen die Wut zulassen und im Körper spüren, während man gleichzeitig gut geerdet und in der Gegenwart verankert ist, wird allmählich der Körper größer als die Wut. Anstatt sich zusammenzuziehen, dehnt man sich mit der Wut aus. Dann ist sie nicht länger überwältigend. Stattdessen wird ihre Kraft spürbar, und mit dieser Kraft ein Gefühl, sie handhaben zu können. Man hat nun die Wahl: die Wut auf effektive Weise auszudrücken oder sie bewusst im Körper zu halten.

Wir brauchen unsere Wut

Nun kann man zu der Geschichte zurückkehren und sich mit diesem Gefühl der Energie im Körper fragen: Wie kann ich in dieser Sache aktiv werden? Was kann ich tun, um etwas zu verändern? Wofür lohnt es sich zu kämpfen? Wofür will ich meine Kraft einsetzen? Und wie mache ich das am besten? Was ist der nächste Schritt?

Wir brauchen unsere Wut. Wir brauchen ein Gespür dafür, wann und wie sich Wut in unserem Körper meldet. Sie signalisiert uns, dass jemand im Begriff ist, unsere Grenzen zu überschreiten, und dass wir aktiv werden müssen. Je vertrauter wir sind mit unserer Wut und je mehr davon wir im Körper halten können, ohne sie zu unterdrücken oder unkontrolliert auszuagieren, desto kraftvoller und sicherer fühlen wir uns. Wir können für unsere Bedürfnisse und Ziele eintreten.

… und die Verletzlichkeit hinter der Wut

Was so einfach klingt – die Wut im Körper wahrnehmen und hinspüren –, ist es in der Praxis manchmal gar nicht. Denn Wut ist oft eng gekoppelt mit anderen Gefühlen, die sich ihr in den Weg stellen.

Mehr Raum für Gefühle

So können jahrzehntealte automatisierte Muster verhindern, dass die Wutimpulse im Körper spürbar werden. Die Wut ist zu eng verknüpft mit Gefühlen von Verletzlichkeit, zum Beispiel Angst vor Bestrafung. Bevor sie sich überhaupt körperlich zeigen darf, wird der Impuls bereits unbewusst zurückgehalten.

Manchmal verbergen sich hinter der Wut noch unerträglichere Gefühle, zum Beispiel Unsicherheit, Hilflosigkeit, Scham oder Traurigkeit. Die Wut verhindert dann, dass man seine Verletzlichkeit fühlen muss. Es ist leichter, die Wut zuzulassen, als sich die eigenen Schwächen einzugestehen.

Bei der Arbeit mit Wut können diese gekoppelten Gefühle mit auftauchen. Dann müssen wir den einzelnen Gefühlen nach und nach Raum lassen.

Es geht nicht um Null oder Hundert

Als Bea der Zusammenhang klar wird, dass die Missachtung des Mannes auf dem Parkplatz bei ihr eine alte Wunde angerührt hat, ist sie betroffen. Traurigkeit kommt hoch. Sie spürt einen dicken Kloß im Hals.

Für Bea ist es nun eine neue Erfahrung, ihre Traurigkeit nicht zu kontrollieren, auch nicht tiefer in die Gedanken und Bilder dazu hineinzugehen, sondern ganz bei der reinen Körperempfindung »Kloß im Hals« zu bleiben, ihn da sein zu lassen und neugierig hinzuspüren, was als Nächstes geschieht. Nach einer Weile beginnt sich etwas zu verändern. Die Energie im Hals steigt hinauf in den Kopf, und ich unterstütze Bea, dabei gut geerdet zu bleiben, ihren beobachtenden Verstand beim Spüren angeschaltet zu lassen und die Traurigkeit auf diese Weise zu halten.

So erlebt sie, wie die Energie nach einer Weile abebbt und sich beruhigt. Dann schwappt eine neue Welle hoch, die kleiner als ist die vorherige, und auch sie ebbt wieder ab. Bei jedem Mal wird die Welle kleiner, und mit jeder Welle wächst Beas Gewissheit, sie halten zu können – größer zu sein als ihre Traurigkeit. Schließlich kommt nur noch eine ganz kleine Welle, und dann wird es ruhig in ihrem Körper.

Während ihr Nervensystem damit beschäftigt ist, diese Erfahrung zu integrieren, sprechen wir darüber, wie Bea sie erlebt hat.

»Es ist ganz neu für mich, diesem Gefühl so viel Platz zu lassen«, sagt sie erstaunt. »Ich wusste gar nicht, dass das so viel mit dem Körper zu tun hat. Dass sich das Gefühl die ganze Zeit verändert, wenn man so hinspürt. Bei diesem Traurigkeitsgefühl geht es nicht um Null oder Hundert, sondern es gibt ganz viel dazwischen.«

Wie oft drücken wir unsere Traurigkeit weg, wenn wir einen solchen Kloß im Hals wahrnehmen. Oder sie kommt mit einer solchen Heftigkeit, dass wir von ihr wie weggeschwemmt werden und das Gefühl haben, darin zu versinken.

Der Weg dazwischen ist Somatic Experiencing: Wir lernen, ein Gefühl im Körper zu erleben und es darin wie in einem

Gefäß zu halten, sodass wir es in Zukunft nicht mehr unterdrücken müssen und auch nicht mehr davon überwältigt werden. Dabei entsteht mehr Raum im Körper für Gefühle. Wir können sie erleben, und sie gehen auch wieder vorbei.

Das Gefühlsknäuel entwirren

Es ist erstaunlich, wie viele unterschiedliche Gefühle mit Wut verknüpft sein können, und es ist spannend zu erleben, wie sich ein solches Gefühlsknäuel nach und nach entwirrt. Man arbeitet sich durch verschiedene Schichten hindurch, zum Beispiel:

- Wollen, ein nach vorn geschobenes Kinn
- Ungeduld, ein Sich-nach-vorn-Beugen und Loslaufen-Wollen
- Hilflosigkeit, ein Gefühl der Schwäche im Körper
- ein großer Schmerz
- Unsicherheit

Für jedes dieser Gefühle nimmt man sich Zeit und gibt den körperlichen Empfindungen Raum, bis sich die Anspannung entladen hat. Es ist nicht wichtig zu wissen, an welches Ereignis sich der Körper erinnert. Heilung und Lösung sind möglich, ohne sich bewusst zu erinnern. Der Körper erinnert sich, und das genügt. Je mehr sich dieses Gefühlsknäuel entwirrt, desto leichter ist es möglich, eine gesunde Aggression zu spüren und Wut angemessen zum Ausdruck zu bringen.

Die Rolle der Therapeutin

In Somatic Experiencing brauchen wir als Therapeuten eine bestimmte Art von Präsenz. Einige Aspekte davon sind dieselben wie in jeder Therapie, andere müssen wir ganz speziell bei unserer Arbeit beachten.

Einen sicheren Raum anbieten

Zunächst einmal ist es wichtig, unseren Klienten einen sicheren Raum zur Verfügung zu stellen. Raum ist hier zum einen wörtlich gemeint, zum anderen meint der Begriff im übertragenen Sinn einen offenen und wertfreien Raum. Das ist wie in jeder anderen Therapie auch.

Doch wer durch eine traumatische Erfahrung sein grundlegendes Sicherheitsgefühl verloren hat, braucht besonders viel Sicherheit. Zum Trauma und seinen Folgen kam es ja, weil damals niemand da war. Hätte jemand Trost und Sicherheit vermittelt, einen im Arm gehalten oder wäre einfach nur da gewesen ohne etwas Besonderes zu tun, wäre vielleicht kein Trauma entstanden. Das Nervensystem hätte die aufgebaute Spannung entladen können, zum Beispiel durch Weinen oder Zittern, und wäre danach zu seiner flexiblen Funktionsweise zurückgekehrt.

Deshalb ist es für Menschen, deren Nervensystem auf einem hohen Spannungslevel stecken geblieben ist und daher dazu tendiert, schnell hochzufahren, so wichtig, dass eine Therapeutin mit ihrer Präsenz und ihrem Know-how da ist und einen sicheren Raum anbietet.

Anleitung zum Spüren geben

Essenzieller Bestandteil jeder SE-Sitzung ist das Spüren in den Körper. Es ist unsere Aufgabe, den Klienten dabei zu helfen, sich auf körperliche Empfindungen einzulassen und mit ihrer Aufmerksamkeit und ihrem Spürsinn dabeizubleiben. Nehmen wir an, jemand erzählt von seinem Stress mit dem Chef und ballt plötzlich unbewusst die rechte Hand zur Faust. Dann machen wir ihn darauf aufmerksam, fragen, wie sich diese Geste anfühlt und welche Emotion dazugehört.

Vielleicht ist es ihm dann peinlich, welch deutliche Sprache sein Körper spricht, und er möchte diese Geste unter Kontrolle bringen. Dann ermutigen wir ihn, einmal etwas Neues auszuprobieren und die Geste und den Impuls, der darin liegt, einfach da sein zu lassen, ihn zu spüren und neugierig zu bleiben. Als Begleiter fragen wir den Klienten von Zeit zu Zeit, was gerade geschieht, und bitten ihn, es in Worte zu fassen. Wir unterstützen ihn dabei, sich auf diese Erfahrung einzulassen, soweit es für ihn möglich ist. Dabei geben wir ihm Halt und die Sicherheit, dass nichts Schlimmes passiert.

Die Angst davor, eine Emotion zu spüren und zuzulassen, ist meist schlimmer als die Emotion selbst. Für manche Menschen ist es zum Beispiel nicht leicht, Tränen zuzulassen. Es ist für sie gleichbedeutend damit, Schwäche zu zeigen, und damit haben sie schlechte Erfahrungen gemacht. Wenn sie die Traurigkeit als reine körperliche Empfindung zulassen, wird sie vielleicht für einen kurzen Augenblick stärker, doch dann lässt sie allmählich nach und hört irgendwann ganz auf.

Die Nervenzellen lernen dabei um. Sie feuern von nun an in anderen Bahnen, in neuen Mustern. So hilft der Körper dabei, belastende Erinnerungen loszulassen.

Die Aufmerksamkeit lenken

Das Besondere an SE ist: *Kann man eine Emotion auf körperlicher Ebene zulassen und spüren, verändert sie sich von allein.* Es ist nicht notwendig, ausgiebig über irgendwelche Erlebnisse zu sprechen. Es genügt, auf der Körperebene zu bleiben, und die belastende Emotion verändert sich zusammen mit der Körperempfindung. Zum Beispiel ist Wut nicht länger gekoppelt mit Hilflosigkeit, sondern entwickelt sich zu einem energiegeladenen Körpergefühl. Oder eine alte Traurigkeit verwandelt sich in ein Gefühl von Frieden.

Der Körper hilft dabei. Das ist die große Chance dieser Therapieform für Menschen, die sich an Emotionen nicht so leicht herantrauen.

Ein anderer Aspekt ist, dass wir unsere Klienten dabei unterstützen, *nicht auf einen körperlichen Schmerz oder eine unangenehme Empfindung fixiert zu bleiben.* Wenn es irgendwo im Körper wehtut, spüren wir normalerweise nur noch diesen Schmerz an dieser Stelle. Den Rest des Körpers blenden wir aus. Dadurch nimmt der Schmerz das gesamte Bewusstsein ein und wird stärker.

Dann lenken wir die Aufmerksamkeit des Klienten auf seinen ganzen Körper. Wir machen ihm dazu Angebote wie: »Was nehmen Sie außerdem im Körper wahr?« oder: »Gibt es vielleicht irgendwo eine Stelle, die sich ein bisschen angenehmer anfühlt?« Wir begleiten ihn dabei, seine Aufmerksamkeit dorthin zu lenken.

Bei einem nach oben in den Kopf aufsteigenden Energieschub fragen wir vielleicht: »Und wo fühlen Sie sich am ehesten geerdet? Sitzen Sie fest auf dem Stuhl oder sind Ihre Füße fest auf dem Boden? Wo haben Sie am ehesten das Gefühl, dass Sie gehalten sind und ein wenig Gewicht abgeben können?« Der Klient dehnt dann seinen Spürsinn von dem unangenehmen Gefühl im Kopf aus ins Becken, in die Beine und Füße. Das hilft dem Nervensystem, die gestaute Energie wieder nach unten zu lenken und im Körper zu verteilen oder abfließen zu lassen. Es unterstützt die natürliche Selbstregulation des Nervensystems.

Das Tempo verlangsamen

Bei der Arbeit an traumatischen Themen ist es für uns Therapeuten besonders wichtig, zu verhindern, dass es zu einer erneuten Überwältigung kommt. Wenn jemand hochgradig erregt ist, schnell und hektisch über etwas Belastendes redet und in kurzer Zeit möglichst viele Einzelheiten erzählen will, besteht die Gefahr einer erneuten Überflutung.

Wenn wir merken, dass es für jemanden zu viel wird, müssen wir eingreifen und *das Tempo verlangsamen.* Im Trauma ging alles viel zu schnell. Umso mehr braucht das Nervensystem jetzt Zeit, um das Geschehen neu zu verhandeln.

Zeit zum Beruhigen

Als Susanne erzählte, wie sie an jenem Morgen das Martinshorn hörte, wurde sie starr, und ihr Atem stockte. Sie wollte weitererzählen, doch ich unterbrach sie und bat sie, einen Moment innezuhalten und wahrzunehmen, was in ihrem Körper gerade vor sich ging. Erst da wurde ihr bewusst: »Es ist wie der Beginn einer Panikattacke. Die Angst kriecht in mir hoch, und ich fühle mich klein und hilflos.«

Nun bat ich sie, ihre Geschichte für eine Weile beiseitezulegen und ihrem Körper Zeit zu geben, sich zu beruhigen. Erst nachdem ihr Nervensystem langsam zur Ruhe gekommen war, bat ich sie weiterzuerzählen. Allmählich wurde deutlich, wie sich die Panikattacke angebahnt hatte und welche alte Körpererinnerung dabei wachgerufen wurde. Damit konnten wir dann auf der Körperebene weiterarbeiten.

Wenn wir Klienten unterbrechen, versichern wir ihnen, dass wir an ihrer Geschichte interessiert sind und zu einem späteren Zeitpunkt darauf zurückkommen werden. Für die meisten Menschen ist es wichtig, gehört zu werden. Sobald das Reden über bestimmte Themen oder Erinnerungen jedoch ihren Körper zu überfordern droht, müssen wir sie unterbrechen und ihre Aufmerksamkeit eine Zeit lang von der Geschichte weglenken. Wir verlangsamen das Geschehen dadurch, und wir verhindern, dass Emotionen die Klienten überwältigen. Sobald sie sich stabilisiert haben, laden wir sie ein, weiterzuerzählen. Manchmal ist die Geschichte für sie dann nicht mehr wichtig. Es genügt, dass wir mit der Körperempfindung gearbeitet haben, die sie angestoßen hat, und dass sich über den Körper etwas gelöst hat.

Die Kraft der Ressourcen im Körper spüren

Wir leiten unsere Klienten an, *die Wirkung Kraft spendender Gedanken im Körper zu spüren.*

Klienten kommen zu uns, weil sie sich in einer schwierigen Lebenssituation befinden oder ein konkretes Problem bearbeiten möchten. Sie sind gedanklich von diesem Thema absorbiert und erzählen vor allem von den Schwierigkeiten. Dabei gerät ihr Körper noch mehr in Stress. In einem Nebensatz fällt dann vielleicht eine positive Erinnerung, lässt ihr Gesicht kurz aufleuchten. Diese Chance dürfen wir nicht vorübergehen lassen.

In einem solchen Moment halten wir unsere Klienten bei dieser Ressource. Bei einer solchen Erinnerung verändert sich etwas im Körper. Würden sie jetzt gleich gedanklich zu dem Problem zurückkehren, wäre die heilende Kraft dieser Ressource im Körper vergeudet. Wir bitten sie daher, für eine Zeit lang bei dem entlastenden Gedanken zu bleiben und hinzuspüren, welche Empfindungen er im Körper auslöst.

Was sich dabei verändert, ist ganz individuell. Wir bleiben einfach wachsam, wir fragen, was sie gerade spüren, und halten sie nach Möglichkeit dabei. Wir geben Zeit und Raum, damit sich die Kraft der Ressource so weit wie möglich im Körper ausbreiten kann und die Klienten über das Spüren in den Körper wieder in Kontakt mit ihrer eigenen Kraft kommen. Der eine beginnt, tiefer zu atmen, ein anderer kann auf einmal die Schultern ein wenig loslassen, oder die vorher kalten Füße werden langsam warm.

Kraftvolle Wärme im ganzen Brustkorb

Daniel erzählte bedrückt von der schweren Zeit nach der Trennung von seiner Frau und erwähnte beiläufig einen Freund, der ihm damals zur Seite stand. »Wenn ich ihn damals nicht gehabt hätte«, in seinen Worten klang Dankbarkeit mit, »dann wäre alles noch schlimmer gewesen.«

Als ich ihn aufforderte, diesem Gefühl nachzuspüren, bemerkte Daniel ein warmes Gefühl ums Herz, das sich langsam ausbreitete und nach und nach den ganzen Brustkorb einnahm. Seine Ressource wurde auf diese Weise im Körper verankert und ließ sich zu einem späteren Zeitpunkt wieder abrufen.

»Wenn ich anfange zu zweifeln, ob ich jemals wieder glücklich sein werde, erinnere ich mich an das kraftvolle Gefühl im Körper, das ich in der letzten Sitzung hatte«, erzählte Daniel beim nächsten Mal. »Dann geht es mir gleich besser, und ich sehe wieder Licht am Ende des Tunnels.« Er weiß, sein Körper hilft ihm dabei, und diese Erfahrung gibt ihm Sicherheit.

Sich stabilisieren

Wir zeigen unseren Klienten, wie sie sich stabilisieren können, wenn sie sich in heller Aufregung und großem Stress befinden. In einem solchen Zustand ist die menschliche Wahrnehmung normalerweise stark eingeengt, und man hat einen Tunnelblick.

Geschieht dies während einer Sitzung, können wir die Klienten zum Beispiel auffordern, sich einmal im Raum umzuschauen und konkret wahrzunehmen, was es alles zu sehen gibt. Wir bitten sie, Gegenstände, die ihnen auffallen, zu benennen und beschreiben. Wir fragen sie, was es zu hören gibt und wie sich das anhört, ähnlich wie in der 5-4-3-2-1-Übung auf Seite 78.

Auf diese Weise lenken wir ihre Aufmerksamkeit eine Zeit lang von den starken Gefühlen und Aufwallungen in ihrem Körper weg, bis sie ruhiger werden und wieder klarer sehen. Erst dann können sie sich wieder sich selbst und ihrem Thema zuwenden.

Wir erinnern sie daran, dass das alte Trauma vorbei ist und sie jetzt sicher sind, auch wenn sich ihr Körper gerade an etwas Überwältigendes erinnert. Wir sprechen bewusst ihre erwachsene Seite an und erinnern sie an alle Fähigkeiten und Erfahrungen, die ihnen heute im Gegensatz zu damals zur Verfügung stehen. Diese Ressourcen helfen ihnen, nicht in das alte Trauma hineinzurutschen, sondern in der Gegenwart zu bleiben.

Sich im Hier und Jetzt orientieren zu können, ist für viele Klienten auch in stressigen Alltagssituationen nützlich. Haben sie in den Sitzungen erlebt, dass es möglich ist, sich auf diese Weise zu stabilisieren, nehmen sie diese Erfahrung mit in ihr alltägliches Leben und können sich im Notfall leichter selbst beruhigen.

Intuitiv finden, was wirkt

Im Büro einer befreundeten Journalistin steht ein kleines Schild mit einem Spruch auf der Fensterbank: »Kreative Menschen leisten dann am meisten, wenn sie den Eindruck machen, als täten sie nichts.«

So ähnlich erlebe ich die Rolle der Therapeutin in einer Somatic-Experiencing-Sitzung: als kreativ, lebendig und als immer neue Herausforderung. Es ist ein intuitives Mitgehen mit dem, was gerade geschieht. Wir bringen unsere Präsenz ein und unsere Wahrnehmung. Wir halten unser gesamtes Handwerkszeug bereit, unser Repertoire an Möglichkeiten, einzugreifen.

Auch wenn wir äußerlich ruhig dasitzen, achten wir genau darauf, an welcher Stelle ihres Prozesses sich unsere Klienten gerade befinden. Wir sind höchst aufmerksam, wann wir eingreifen müssen und wann wir die Dinge laufen lassen können. Dabei wissen wir oft nicht im Voraus, welche Art einzugreifen gerade die beste ist. Dann müssen wir uns auf unsere Erfahrung und Intuition verlassen und gemeinsam mit den Klienten ausprobieren, was im Augenblick am besten wirkt.

Selbsthilfe: Dankbarkeits-Übung

Dies ist eine einfache Übung, die Sie leicht in Ihren Alltag einbauen können und die schnell Ihre positive Wirkung entfaltet. Ich schlage Ihnen zwei Varianten vor, die Sie je nach Lust und Laune oder nach Ihren Vorlieben und Möglichkeiten ausprobieren können: die »Dankbarkeitsliste« und den »Spaziergang zur Dankbarkeit«.

Die Dankbarkeitsliste

Sie brauchen dafür nur ein Blatt Papier, einen Stift und zehn Minuten Zeit. Machen Sie es sich gemütlich und fragen Sie sich: Wofür in meinem Leben bin ich dankbar?

Schreiben Sie alles auf, was Ihnen einfällt. Beginnen Sie jeden Satz mit »Ich bin dankbar für …« oder »Ich bin dankbar dafür, dass …«.

Das kann alles sein, was Ihnen gerade in den Sinn kommt – für welche Menschen, Dinge, Situationen, Fähigkeiten, Erinnerungen, Möglichkeiten in Ihrem Leben sind Sie dankbar? Was haben Sie heute oder in den letzten Tagen erlebt, das Sie mit Dankbarkeit erfüllt?

Während Sie alles aufschreiben, achten Sie darauf, wo und wie Sie die Dankbarkeit im Körper erleben. Wie fühlt es sich an, wenn Sie Ihre Dankbarkeit fühlen und körperlich spüren? Wo in Ihrem Körper spüren Sie sie? Eher an einer bestimmten Stelle oder im ganzen Körper? Wie fühlt es sich dort an? Ist es warm, weit, pulsierend oder eher offen, leicht, ruhig?

Wenn Ihre Liste länger wird und Ihnen vielleicht mehr und mehr einfällt, das Sie bisher für selbstverständlich gehalten haben – wie verändert sich dabei das Gefühl von Dankbarkeit in Ihrem Körper?

Spaziergang zur Dankbarkeit

Den Spaziergang zur Dankbarkeit können Sie überall machen, in der Natur, aber auch bei sich zu Hause. Wählen Sie eine Richtung und einen Zielort.

Gehen Sie langsam einen Schritt auf Ihr Ziel zu und fragen Sie sich: »Wofür bin ich dankbar in meinem Leben?« Denken Sie oder sagen Sie zu sich: »Ich bin dankbar für …« oder: »Ich bin dankbar dafür, dass …«.

Benennen Sie bei jedem Schritt etwas anderes, für das Sie dankbar sind. Berücksichtigen Sie alles, was Ihnen gerade in den Sinn kommt – Menschen, Dinge, Situationen, Fähigkeiten, Erinnerungen, Möglichkeiten. Was haben Sie heute oder in den letzten Tagen erlebt, wofür Sie dankbar sind?

Während Sie Schritt für Schritt vorankommen, achten Sie wieder darauf, wo und wie Sie die Dankbarkeit in Ihrem Körper erleben. Spüren Sie sie an einer bestimmten Stelle oder im ganzen Körper? Wie fühlt es sich dort genau an?

Wenn Ihnen auf Ihrem Weg mehr und mehr einfällt, wie verändert sich dabei das Gefühl von Dankbarkeit in Ihrem Körper? Wie fühlt es sich am Zielort an, wenn Sie von Dankbarkeit erfüllt sind und bewusst hinspüren?

AUS DER PRAXIS: PSYCHOSOMATISCHE BESCHWERDEN

Bei einem Trauma geht es kurz gesagt
um den Verlust der Verbindung:
zu uns selbst, zu unserem Körper, zu unseren Familien,
zu anderen Menschen und zu der uns umgebenden Welt.
PETER LEVINE

Redewendungen zeigen, wie eng Körper, Geist und Seele miteinander verwoben sind. Da sitzt etwas ganz tief, wir zerbrechen uns den Kopf darüber, reißen uns dann zusammen und beißen die Zähne zusammen. Doch manchmal, und das ist ganz sicher beim Erleben eines Traumas der Fall, erschlägt uns etwas. Wir können es nicht so einfach von uns abschütteln, es ist unter die Haut gegangen und steckt uns noch in den Knochen. Die Nerven liegen blank, und es hat uns die Sprache verschlagen.

Als »psychosomatisch« werden körperliche Beschwerden dann bezeichnet, wenn sich keine konkrete organische Ursache dafür finden lässt. Dann wird die Psyche in den Blick genommen, in der Hoffnung, hier einen Ausweg zu finden.

Die Verbindung wiederherstellen

Wenn bei psychosomatischen Beschwerden unverarbeitetes

Trauma eine Rolle spielt, sei es ein einzelnes Schocktrauma oder frühes Entwicklungstrauma, brauchen wir *alle Ebenen*, um es zu verarbeiten oder zu lindern. Vor allem brauchen wir ein Verständnis dessen, was bei einem Trauma *im Körper* geschieht, wie es zu einem überaktiven Nervensystem führt und welche Folgen und Beschwerden daraus entstehen können.

Körper, Geist und Seele bilden eine enge und untrennbare Einheit, die jedoch verloren gehen kann. Ein Trauma bewirkt den Verlust dieser Verbindung zu uns selbst und ganz besonders zu unserem Körper. Psychosomatische Beschwerden können eine Aufforderung sein, die Verbindung mit unserem Körper wiederherzustellen. Lesen Sie im Folgenden dazu einige Gedanken und Erfahrungen aus der SE-Praxis.

Schlafstörungen

Schlafstörungen, und damit meine ich hier Ein- und Durchschlafstörungen und einen nicht erholsamen Schlaf, können eine Folge nicht verarbeiteter traumatischer Erfahrungen sein.

Aus der Frage, wie lange die Schlafstörungen bereits bestehen, ergibt sich bisweilen ein klarer Hinweis auf einen Auslöser in Form belastender Lebensphasen oder traumatischer Ereignisse. Doch manchmal bestehen die Schlafstörungen schon immer, und dann liegt eine frühe Traumatisierung als Ursache nahe. In beiden Fällen befindet sich das Nervensystem im Daueralarm und kann, ja darf nicht abschalten.

Voraussetzung für guten Schlaf

Gut schlafen können wir nur, wenn wir uns sicher fühlen. Das betrifft die äußeren Umstände, aber auch unser Körpergefühl. In »Wie im Körper, so im Leben« auf Seite 148 habe ich gezeigt, welchen Einfluss unser Körpergefühl – zum Beispiel der Spannungszustand der Muskeln und das Erregungsniveau des Nervensystems – auf unser Lebensgefühl hat. Das bedeutet, wir fühlen uns insgesamt so, wie wir uns in unserem Körper fühlen.

Wir reagieren auf die Reize aus unserem Körperinneren. Bestimmte Empfindungen im Körper, zum Beispiel wohlige Wärme im Bauch, signalisieren uns Wohlbefinden und Sicherheit. Fühlen wir uns dagegen angespannt, empfangen wir ein Signal von Gefahr aus dem eigenen Körper. Unwillkürlich interpretieren wir es so, dass wir auf der Hut sein müssen.

Meist nimmt man diese innere Anspannung zunächst gar nicht wahr. Unsere Verspannungsmuster graben sich in unsere Nervenbahnen ein und fühlen sich normal an. Erst mit einer immer feineren Körperwahrnehmung kann man auf einmal spüren, wie man auf der Seite liegt und den Kopf nicht ganz ins Kissen fallen lässt, sondern ihn leicht hochhält. Oder wie man unbewusst die Ohren spitzt, um ja jedes Geräusch mitzubekommen, so ähnlich wie Eltern, die auf ihren Teenager warten, der in der Nacht noch nicht nach Hause gekommen ist. Man bemerkt auf einmal dieses latent vorhandene Gefühl, auf der Hut sein zu müssen, oder ein unbewusstes Stocken des Atems.

Diese Voraussetzung schaffen – im Körper

Dies alles können Anzeichen dafür sein, dass das Nervensystem nach einem Trauma in der Alarmreaktion stecken geblieben ist.

»Wenn ich mich komplett herunterfahren könnte, könnte ich gut schlafen«, meinte eine Klientin, die sich in dieser Beschreibung sofort wiedererkannte.

Ein Weg zu einem ruhigen, erholsamen Schlaf ist es, den erhöhten Grundspannungspegel zu senken – und zwar dauerhaft. Dafür reicht es nicht, sich ein Ventil für die Spannungen zu suchen, zum Beispiel sich auszupowern, bis man todmüde ist und vor Erschöpfung in den Schlaf fällt. Damit das Nervensystem aus der Alarmreaktion herausfindet, muss es angeleitet werden, Anspannung zu entladen und wieder zur Selbstregulation zurückzufinden.

Migräne und das Brotmesser

Auch Migräne kann eine verdeckte Traumafolge sein. Lesen Sie dazu Jessicas Geschichte:

Auf den ersten Blick ein ganz normales Leben

Es war ihre erste Begegnung mit Psychotherapie. Jessica kam in meine Praxis, weil sie unter starker Migräne litt. Ihr klares Ziel war es, die Migräne im Vorfeld zu erkennen und zu bekämpfen. Sie war Archivarin und erzählte mir, dass sie mit großer Begeisterung Biografien las. Es faszinierte sie, was Menschen half, schwere Zeiten zu überleben.

Seit einigen Jahren hatte sie beruflich mit Stasi-Akten zu tun. Das Lesen der Akten stellte einen Wendepunkt in ihrem Leben dar. Ihr Welt- und ihr Menschenbild wurden erschüttert. Sie bekam Migräne, und zwar immer schwerer und häufiger. In letzter Zeit kamen die Anfälle alle zwei bis drei Wochen. Sie musste zwei Tage lang im abgedunkelten Zimmer liegen und konnte danach tagelang nichts essen. Sie hatte bereits beobachtet, dass die Migräne oft mit Ängsten verbunden war. Beim Erzählen war Jessica bei 6 auf der Stress-Skala. Als sie krankgeschrieben wurde, war sie bei 9 bis 10.

In den ersten Sitzungen lernte sie, ihren inneren Stresspegel wahrzunehmen und zu spüren, wie er sich auf ihren Körper auswirkte – zum Beispiel in der Reaktion der Muskeln, des Atems, ihrer Körperhaltung. Sie lernte auch, innezuhalten und den Boden unter sich zu spüren, um den Kopf freizubekommen.

Auf den ersten Blick schien Jessica ein ganz normales Leben gehabt zu haben. Sie kam aus einer großen Familie mit vier Geschwistern, denen sie eng verbunden war.

Eines Tages erzählte sie beiläufig, dass sie mit elf nach dem Tod der Oma zum Großvater ziehen und ihn versorgen musste. Die Wahl hatte sie getroffen, da sie am besten mit dem Großvater umgehen konnte. Sie musste für ihn kochen, putzen und Wäsche waschen. Alles brachte sie sich selbst bei. Ihre Mutter kam ab und zu und kritisierte, dass Jessica nur um die Spitzendeckchen herum Staub gewischt hatte, jedoch nicht darunter. Damals habe sie ein Einsamkeitsgefühl gehabt, als wollte alles zerspringen. Alle Bitten, sie wieder nach Hause zu holen, wurden von den Eltern abgelehnt. Glücklicherweise hatte der Opa eine große Bücherwand, und so verbrachte sie ihre gesamte Freizeit mit den Büchern.

Nur ganz allmählich reifte in Jessica das Verständnis, welche Überforderung es für sie als Elfjährige gewesen sein musste, aus ihrer großen Familie herausgerissen zu werden und neben der Schule für den Großvater allein den Haushalt führen zu müssen. Zunächst beschwichtigte sie noch, es habe sich eben so ergeben. Erst als sie sich ihre Nichte mit elf vorstellte, die als unbeschwertes junges Mädchen heranwuchs, dämmerte ihr langsam die Schwere des eigenen Schicksals. Und gleichzeitig auch die enorme innere Kraft, mit der sie das Beste aus ihrer Situation gemacht hatte. Sie war in die Bücherwelt eingetaucht und hatte daraus die Kraft zum Weiterleben gezogen.

Wir pendelten also im Gespräch zwischen ihren schweren Zeiten und ihrer Überlebenskraft hin und her, und ihr Körper pendelte mit. Als ihre Arme leicht zu zittern begannen, lud ich sie ein, das Zittern zuzulassen als ein Lösen von innerer Spannung. Nach einer Weile hörte es von selbst auf, und Jessica wurde ruhiger. Sie lernte mitzugehen in diesem Wechselspiel von Anspannung und Entspannung, Ladung und Entladung. Sie merkte nun, wenn sie sich in die Angst hineinredete und -steigerte und dabei innerlich hochfuhr. Sie konnte sich jetzt dabei stoppen, konnte die Aufwärtsspirale von Stress unterbrechen und wieder herunterfahren.

Der Weg über die Körperwahrnehmung und das Erden war ein völlig neuer Ansatz für Jessica. Zum ersten Mal hatte sie das Gefühl, dass sie ein Handwerkszeug bekam, mit dem sie ihre Migräne im Ansatz erkennen und verhindern konnte. Sie musste sich ihr nicht mehr ausgeliefert fühlen, sondern konnte selbst etwas dagegen tun. Wieder pendelte sie, diesmal von der Angst hin zur Zuversicht.

Bei diesem Gedanken fühlte sie sich stark und kraftvoll und – begann plötzlich heftig mit Armen und Beinen zu zittern. Ich begrüßte das Zittern als Entladung und erklärte ihr mit beruhigenden Worten, dass sie sich freuen könne. Ihr Körper sei gerade dabei, jahrzehntelang festgehaltene Spannung von sich abzuschütteln. Ich fragte sie, ob sie eine Berührung brauchte, und wir fanden gemeinsam heraus, dass es ihr guttat, wenn ich ihr eine Hand leicht auf die Schulter legte. Nach einigen Minuten wurde das Zittern weniger und hörte schließlich ganz auf.

»Bisher habe ich immer angefangen zu putzen, wenn das Zittern kam. Ich dachte, es ist etwas Schlechtes, das ich unterdrücken muss. Jetzt kann ich es geschehen lassen, weil ich weiß, es löst sich etwas.« Jessica war froh, ihr Zittern nun einordnen zu können. Sie kannte es gut.

Und dann tauchte auf einmal eine Erinnerung auf. Es war die Erinnerung an das schlimmste Erlebnis, das sie je hatte: Mit vierzehn sah sie eines Nachts, wie sich der Großvater in der Küche mit einem Messer die Kehle aufgeschlitzt hatte. In Panik lief sie ins Nachbarhaus und holte Hilfe. Der Nachbar erfasste die Situation mit einem Blick, zog sie weg und gab ihr einen Apfel. Sie biss hinein, und danach wusste sie nichts mehr. Der Opa wurde gerettet, und sie lebte danach »normal« weiter. Normal heißt in diesem Fall dissoziiert, das bedeutet die Erinnerung mit den da-

zugehörigen Gefühlen und Körperempfindungen war und blieb seitdem abgespalten. Jessica war traumatisiert.

Auch als sie von dieser Szene erzählte, spürte sie sich zunächst nicht. Während wir behutsam darüber sprachen, begann sie ihren Körper langsam wieder zu spüren. Sie erzählte, dass sie immer Angst hatte, wenn ihr Freund mit dem langen Brotmesser hantierte. Er machte sich sogar einen Spaß daraus, mit dem langen Messer Butter aufs Brot zu schmieren.

»Vielleicht kann ich jetzt zulassen, dass mein Freund zu mir zieht. Er möchte so gern mit mir zusammenleben«, meinte sie hoffnungsvoll. Ich ermunterte sie, ihm ihre Geschichte zu erzählen.

Nach dieser Sitzung fühlte sie sich müde und erleichtert. Zu unserem nächsten Termin kam sie aufgeräumt und guter Dinge. Vorsichtig näherten wir uns noch einmal der Szene in der Küche. Sie hatte keine Ladung mehr. Jessica konnte sie jetzt ruhig und ohne jeden körperlichen Aufruhr betrachten.

Schon mein Vater hatte Hitzewallungen

Hitzewallungen sind hauptsächlich bekannt als ungeliebtes Symptom der Wechseljahre bei Frauen und werden mit der hormonellen Umstellung erklärt. Nach meinen Erfahrungen können Hitzewallungen auch unabhängig davon auftreten – bei Frauen und bei Männern.

Eine neue Erklärung für Hitzewallungen

Ein Klient Ende vierzig erzählte mir, wie er über die Jahrzehnte hinweg mehrfach Phasen extremer Doppelbelastung erlebt hatte. Er sprach davon, wie froh er war, dass diese Zeit vorbei war – und bekam plötzlich eine Hitzewallung.

»Das kenne ich«, erklärte er mir lächelnd und fächelte sich Luft zu. »Meistens habe ich es nachts. Das liegt bei uns in der Familie.

Schon mein Vater hatte Hitzewallungen.« Er hatte es als lästigen Teil seines Lebens akzeptiert.

Aus SE-Sitzungen kenne ich Hitzewallungen als Entladungsphänomen. Es ist zunächst ungewohnt, und man bekommt Angst oder schämt sich. Dann hilft, es einfach zu erleben: Eine Hitzewallung steigt auf, so wie Stressenergie in der Regel nach oben steigt – und nach einer Weile flacht sie wieder ab.

Auch in der Therapiestunde mit diesem Klienten sprachen wir über Traumata, über die dabei im Nervensystem blockierte Notfallenergie, und ich bot ihm ein neues Erklärungsmodell an: Hitzewallungen als Entladung von Stress, der bislang im Nervensystem gebunden war und nun freigesetzt wurde.

»Dann muss ich meinem Körper ja eigentlich dankbar sein«, meinte er nachdenklich. Als wir über die Weitergabe von Traumata über die Generationen sprachen, erzählte er von seinen Eltern: »Mein Vater war Sanitäter im Lazarett. Er hat nie darüber gesprochen: Und meine Mutter ist während der Bombardierung von Dresden mit einer wassergetränkten Decke aus der Stadt geflohen …«

Wie Trauma von einer Generation an die nächste weitergegeben wird, lesen Sie in »Altlasten aus unserer Geschichte« auf Seite 107.

Eine Art Ventil des Nervensystems

Wenn nach medizinischer Abklärung keine organische Ursache zu finden ist, oder wenn Frauen in den Wechseljahren unter häufigen und starken Hitzewallungen leiden, kann man einen Zusammenhang mit Stress in Erwägung ziehen, auch mit traumatischem Stress. Das ist insbesondere dann der Fall, wenn Hitzewallungen zusammen mit Panik, Schwindel, Atemnot oder Angst auftreten.

Wer unter Hitzewallungen leidet, egal, ob Frau oder Mann,

kann sich fragen, wann sie auftreten und was unmittelbar davor geschah. So kann man Stressthemen identifizieren und eventuelle Trigger entlarven, die ein unbewältigtes Trauma wiederaufleben lassen.

Ansonsten kommt es darauf an, wo auf der Stress-Skala von 0 bis 10 man sich meistens aufhält, wo der Grundspannungspegel zurzeit liegt, und was der niedrigste Wert auf der Skala ist, den man kennt. Ist dieser dauerhaft erhöht und kommt man gar nicht mehr in den unteren Bereich, haben die Hitzewallungen möglicherweise eine Entlastungsfunktion – als eine Art Ventil des Nervensystems, um bei Menschen unter Hochdruck zwischendurch mal ein wenig Energie abzulassen.

Schwindel und Druck im Kopf

Schwindel und Druck im Kopf sollten immer zunächst medizinisch abgeklärt werden. Erst wenn diese Untersuchungen keinen medizinischen Befund ergeben haben, kann man direkt hinspüren, wann sich die Beschwerden zeigen und wodurch sie gelindert werden können – und dabei manchmal überraschende Zusammenhänge zutage fördern.

Sport als Ventil

»Hier ist meine Krankengeschichte.« Piet, ein sympathischer junger Mann, hält mir einen dicken Ordner entgegen. Ich bitte ihn, mir erst einmal zu erzählen, warum er in meine Praxis gekommen ist.

Piet ist Leistungssportler und hat es im Rudern bis zur Europameisterschaft gebracht. Er trainierte sechsmal pro Woche und machte daneben noch anderen Sport. Für den Leistungssport gab er alles. Bis die Beschwerden kamen. Begonnen habe es mit Benommenheit im Kopf, »wie ein Schleier« und »nicht ganz bei der Sache«. Bald darauf kippte er auf dem Weg zum Sport beinahe um und bekam Panik. Trotz häufigen Schwindels trainierte er weiter. Manchmal habe er das Gefühl gehabt, als würde ihm jemand die Luft abschnüren, erzählt Piet und umgreift dabei mit beiden Händen seinen Hals. Bei einem Wettkampf holte er trotz des Drucks im Kopf, trotz Schwindel und Panik das Äußerste aus sich heraus. Danach klappte er zusammen.

Als Piet zu mir kommt, hat er bereits eine lange Odyssee durch Krankenhäuser und Praxen hinter sich. Check-ups mit Blutbild, Ultraschall und MRTs hatten keinen Befund ergeben. Seit fast einem Jahr ist er nun schon krankgeschrieben. Er leidet besonders unter seiner Schreckhaftigkeit.

Beim Erzählen wird Piet ein wenig schwindlig. Während er mir schildert, wie sich üblicherweise bei Stress alles in seinem Kopf zusammenzieht, greift er sich wieder mit der Hand an den Hals, so als würde ihm etwas die Luft abschnüren. Eine ungewöhnliche Geste, die ich so noch nicht beobachtet habe. Piet erzählt weiter und macht nach einer Weile noch einmal die gleiche Handbewegung. Dabei wird er sehr aufgeregt und bekommt einen starken Druck im Kopf. Ein Gedanke schießt mir durch den Kopf.

»Hatten Sie bei der Geburt die Nabelschnur um den Hals?« frage ich. »Ja, zwei Mal«, erwidert er. »Das hat meine Mutter mir erzählt.«

Die Nabelschnur um den Hals zu haben, ist für ein Baby mit Todesangst verknüpft – das Baby kommt mit einer großen Stresshypothek auf die Welt. Dann braucht es eine ruhige Mutter, die es hält, wenn es weint, und ihm dabei hilft, sich zu beruhigen.

Piet hatte – wie viele andere Kinder – nicht dieses Glück. Zwar haben er und seine Mutter ein enges Verhältnis, aber als Piet klein war, litt seine Mutter selbst unter großem Stress. Sie war kaum in der Lage, sich selbst zu beruhigen, und also auch nicht ihr Kind. Piet blieb von klein an auf einem hohen inneren Erregungsniveau stecken. Ich bitte ihn, eine Pause im Erzählen zu machen und zu spüren, wie er mit dem Becken auf dem Stuhl sitzt. Nach einer Weile wird er ruhiger und beschreibt ein Gefühl im Kopf, »als wäre zwischen Gehirn und Schädeldecke 'ne Haut, die sich entspannt«. Ein paarmal steigt der Druck im Kopf an und ebbt wieder ab, wie Wellen, die immer kleiner werden. Dabei kann er gut wahrnehmen, wie er fest im Stuhl sitzt und einen stärkeren Kontakt mit dem Polster spürt als sonst. Er beruhigt sich immer mehr, und der Druck im Kopf lässt nach. Wir warten, bis er ganz zur Ruhe gekommen ist, bevor wir weitersprechen.

Er erzählt, dass er ein ängstliches Kind war mit vielen Albträumen. Bei langen Autofahrten in den Urlaub konnte er nicht wie andere Kinder entspannt hinten sitzen und spielen. Er musste vorn sitzen und die ganze Zeit aufpassen.

Später entdeckte er, wie gut ihm Sport tat. Er war danach zwar müde, aber auch entspannt. Er brauchte die Bewegung immer mehr und verschrieb sich ganz dem Leistungssport. Sich körperlich zu verausgaben, brachte ihm Erleichterung. Es war für ihn ein Ventil, durch das er Stress abbauen konnte. Ich frage ihn, wie weit er auf der Skala von 0 bis 10 durch den Sport entspannen konnte. Nach zwanzig Kilometern Laufen sei er früher auf 1 gekommen, antwortet Piet. Doch die Entspannung hielt nie lange an. Bald war im Hintergrund wieder das Gefühl da: »Jetzt musst du dies« oder: »Jetzt musst du das«. So trieb es ihn zur nächsten sportlichen Aktivität, weil er sich danach kurzfristig wieder besser fühlte. Doch mit zunehmender Karriere stieg auch der Leistungsdruck. Irgendwann konnte sein Körper mit dem Stress nicht länger umgehen und streikte.

Seitdem Piet keinen Sport mehr machen kann, kommt er nicht mehr zur Ruhe. Ohne sein gewohntes Ventil ist er innerlich angespannt und weiß nicht, wohin mit sich.

Gibt es einen Zusammenhang zwischen Piets Beschwerden einerseits und seinem Geburtstrauma und der fehlenden Selbstregulierung andererseits? Vieles spricht dafür: sein extrem hohes Erregungsniveau, das nur kurzfristig durch extreme körperliche Verausgabung gelindert werden konnte, seine Schreckhaftigkeit und Neigung zu Panikattacken, sein neuronales Reaktionsmuster von Druck im Kopf, die Neigung zu Schwindel, für die keine organische Ursache gefunden werden konnte, das wiederkehrende Gefühl, ihm würde die Luft abgeschnürt, und vor allem die unwillkürliche Geste, sich an den Hals zu greifen.

Ein unaufgelöstes Trauma kann im Körper jederzeit so wiedererlebt werden, als würde es jetzt gerade geschehen. War Piets Geste, sich an den Hals zu greifen, der unbewusste Versuch, sich von der Nabelschnur zu befreien und endlich das Trauma abzuschließen?

Wir werden es nicht erfahren. Piet entschied sich, diesen Weg nicht weiterzugehen.

Schmerzen – widerstrebende Impulse

Schmerzen, für die keine medizinische Ursache gefunden wird, können auf innere Konflikte oder zurückgehaltene Emotionen zurückgehen – als Ausdruck widerstrebender Impulse, die sich gegenseitig die Waage halten und nicht abgeschlossen werden konnten.

Etwas tun wollen und nicht können

Ein Klient erzählt, wie er als Kind seine Mutter vor dem gewalttätigen Vater verteidigen wollte und nicht konnte. Sein Körper mobilisierte automatisch eine große Energie, um die Mutter zu schützen, doch er konnte nichts tun. Stattdessen musste er starr vor Angst und Ohnmacht mitansehen, was geschah.

In seinem Körper gab es nun zwei widerstrebende, hoch aufgeladene Impulse: den ursprünglichen Impuls, aktiv zu werden und den Gegenimpuls »Ich kann nicht« – ein innerer Kampf.

Diese widerstrebenden Bewegungsimpulse sind in seinem Körpergedächtnis gespeichert, zusammen mit der hohen Ladung. Sie können jederzeit reaktiviert werden. Wenn er nur daran denkt, macht sein Körper sofort mobil, gekoppelt mit heftiger Wut, und wird gleichzeitig starr vor Angst und Hilflosigkeit.

Ein solcher Konflikt im Körper wartet darauf, endlich zum Abschluss gebracht zu werden. Dies kann geschehen, indem man den ursprünglichen Impuls spürt (in diesem Fall: die Mutter verteidigen zu wollen) und beginnt, diese Bewegung auszuführen – ganz, ganz langsam, nicht vom Willen gesteuert, sondern geschehen lassend. Dabei richtet man seine ganze Aufmerksamkeit darauf, wie sich das anfühlt. Sobald sich die Bewegung dem Punkt nähert, an dem sie zurückgehalten wurde, kann die Energie, die in diesem Kampf gebunden ist, beginnen sich zu entladen.

Widerstrebende Impulse im Alltag

Widerstrebende Impulse können wir auch in weniger dramatischen Situationen haben. Zum Beispiel, wenn wir uns zu einer längeren Schreibtischarbeit zwingen müssen und uns wundern, wenn wir danach völlig verspannt sind. Oder wenn wir in einer Situation verharren (müssen), in der wir es nur schwer aushalten, etwa eine Familienfeier, bei der unterschwellig Konflikte in der Luft liegen, die nicht angesprochen werden dürfen. Oder wir wollen jemandem etwas sagen, trauen uns aber nicht. Solche ganz alltäglichen Situationen können zu körperlichen Verspannungen oder sogar zu Schmerzen führen.

Andererseits ist unser Körper erstaunlich belastbar, wenn wir keine inneren Konflikte haben. Seit Monaten sitze ich fast täglich viele Stunden am Laptop, um dieses Buch zu schreiben. Und erstaunlicherweise bekomme ich dadurch keine nennenswerten Verspannungen im Nacken- und Schulterbereich. Doch es ist mir ein großes inneres Anliegen, meine Erkenntnisse und Erfahrungen mit SE weiterzugeben, und es zieht mich an den Laptop, um zu schreiben. Es gibt also nur *einen* starken Impuls in *eine* Richtung. Das spiegelt sich in meiner Muskulatur auf angenehme Weise wider.

Fibromyalgie und Trauma

In Somatic-Experiencing-Sitzungen habe ich mit Betroffenen die Erfahrung gemacht, dass sich Schmerzen und Beweglichkeit günstig beeinflussen lassen, wenn das Nervensystem seinen Weg aus der Überaktivierung in die Selbstregulation findet.

Das Rätsel Fibromyalgie

Fibromyalgie ist eine chronische Schmerzerkrankung mit einem äußerst vielfältigen Erscheinungsbild. Sie gibt nicht nur Medizinern Rätsel auf. Wörtlich bedeutet Fibromyalgie »Muskelfaserschmerz«. Doch die möglichen Symptome umfassen ein breites Spektrum: Dazu gehören Schmerzen in verschiedenen Körperteilen, insbesondere im Gelenk- und Bewegungsapparat, vielfältige vegetative Beschwerden wie zum Beispiel Schlafstörungen, chronische Erschöpfung, innere Unruhe und Reizbarkeit.

Da Fibromyalgie-Patienten keine organischen Störungen aufweisen, ist die Diagnosestellung schwierig. Es gibt auch keine allgemein anerkannte Behandlung. Fibromyalgie lässt sich weder im Labor noch im Röntgenbild nachweisen. Es ist eine *funktionelle* Störung.

Die Krankheit tritt schubweise auf, und wenn man genauer hinschaut, erkennt man oft einen Auslöser in Form von seelischem Stress vor dem Beginn eines Schubs.

Fibromyalgie und frühes Trauma?

Bisher ist für Fibromyalgie keine eindeutige Ursache bekannt. Unter anderem wird ein Zusammenhang mit frühen Traumata vermutet, besonders mit Vernachlässigung in der Kindheit.

Viele der möglichen Symptome ähneln typischen Traumafolgen, wie ich sie in der »Checkliste für posttraumatischen Stress« ab Seite 50 aufgeführt habe: einerseits den Symptomen von Übererregung – zum Beispiel einer großen Empfindsamkeit gegenüber Geräuschen und anderen Sinneseindrücken; andererseits Symptomen wie unterdrückter Wut – vielleicht aus gutem Grund? –, die auf eine Kombination von Übererregung und Ohnmacht, also Dissoziation, hinweisen.

Letzteres macht es nicht einfacher, ihre Ursache zu finden, denn wer dissoziiert ist, weiß es nicht. Es ist das Wesen der Dissoziation, unerträglichen Leidensdruck abzuspalten. Doch die Ladung bleibt weiterhin im Nervensystem gebunden. Frühes Trauma hat ein hochgradig desorganisiertes Nervensystem zur Folge, und es stellt sich die Frage, ob bestimmte Fibromyalgiesymptome traumatische Stresssymptome sind.

Wie in »Schmerzen – widerstrebende Impulse« (siehe Seite 204) ausgeführt, können Schmerzen letzten Endes auf unterdrückte und zurückgehaltene Impulse zurückgehen. So hat Vernachlässigung im Kindesalter eine immense Wut zur Folge, die jedoch abgespalten werden muss, da die Bindung immer Vorrang hat. (Siehe dazu »Was Bindung mit Selbstregulation zu tun hat« auf Seite 103.) Wenn man sich dem Thema Wut nähert und diese ansatzweise spürt, macht das manchmal Angst, weil die Emotion so stark sein kann, dass man befürchtet, man könnte die Kontrolle darüber verlieren.

Ich dachte immer, ich hätte zu wenig Energie …

Fibromyalgie geht mit einer hohen inneren Anspannung einher. Als Folge des erhöhten Grundspannungspegels steht der ganze Körper latent unter Stress. Bei einem Schub kommt es dann zur Erstarrung, auch in der Muskulatur.

Eine Klientin, die seit Jahren unter Fibromyalgie litt und sich phasenweise kaum noch hatte bewegen können, sagte nach einigen Sitzungen: »Ich dachte immer, ich hätte *zu wenig* Energie und müsste sie festhalten. Jetzt verstehe ich, dass ich *zu viel* Energie habe und sie in mir gestaut ist.«

Mögliche Ansätze für die SE-Arbeit bei Fibromyalgie sind:

- Anspannung entladen: Das überaktive Nervensystem wird angeleitet, die Selbstregulation (wieder) herzustellen. Die Betroffenen lernen, ihren unterschwellig hohen inneren Stresspegel genauer wahrzunehmen und zu beeinflussen. Je nachdem, wie desorganisiert das Nervensystem aufgrund früher Traumatisierung ist, ist das nur in kleinen Schritten möglich.
- Der Erstarrung in der Muskulatur entgegenwirken: Dies geschieht durch achtsame Wahrnehmung und gezielte Bewegung von Armen und Beinen. Gestaute Energie kann so wieder ins Fließen kommen und sich entladen.
- Emotionen im Körper regulieren: Die Fähigkeit, intensive Emotionen zu halten, ist bei früher Traumatisierung eingeschränkt. Positive wie negative Emotionen werden leicht zu viel, und es kommt schnell zur Überwältigung. Lesen Sie mehr dazu in »Emotionen in unserem Körper« auf Seite 141. Diese Fähigkeiten können schrittweise im Körper ausgeweitet werden.

Für Fibromyalgie-Betroffene, die sich durch den Zusammenhang ihrer Beschwerden mit frühem Trauma angesprochen fühlen, kann es sinnvoll sein, auszuprobieren, ob Somatic Experiencing für sie ein Weg ist, der ihnen liegt und Linderung verschafft. Es ist ein langer Weg, aber er kann sich lohnen.

Restless-Legs-Syndrom

Ein Eisbär läuft über das Eis.[2] Er läuft schneller und schneller, rennt um sein Leben. Sein Verfolger ist ein Hubschrauber. Darin sitzt ein Team von Tierärzten und Biologen. Der Eisbär muss für einen medizinischer Eingriff betäubt werden.

Der Schuss mit dem Betäubungspfeil sitzt. Mitten in der Laufbewegung taumelt das Tier zu Boden. Das Team kann mit seiner Arbeit beginnen. Als der Eisbär aus der Narkose aufwacht, geschieht etwas Überraschendes.

Eine durchgehende Laufbewegung

Die erste unwillkürliche Bewegung des noch halb betäubten Eisbären ist dieselbe Laufbewegung, die durch den Narkoseschuss abrupt und gewaltsam unterbrochen wurde. Er zittert, schüttelt sich, und während er noch benommen auf dem Eis liegt, ist sein erster Impuls, genau diese Bewegung weiterzuführen. Auf der Seite liegend, rudern seine Beine in der Luft, als wolle er weiterlaufen.

Es scheint, als würde mit dem Eintritt der Narkose die Pausentaste in dem Film gedrückt und mit dem Aufwachen wieder gelockert, sodass der Film weitergehen kann. Auch seinen Kopf bewegt das Tier weiter abwechselnd nach rechts und links, als wolle es wie vor der Betäubung seine Verfolger im Blick behalten.

Was macht der Eisbär weiter? Er läuft, zunächst eine ganze Weile, in der Luft. Dann kommt er wieder auf die Beine und schüttelt sich, als müsse noch ganz viel Stress von ihm abfallen. Schließlich ist das Ereignis für ihn abgeschlossen. Er ist wieder ruhig und läuft in seinem natürlichen Tempo weiter.

Er ist nicht traumatisiert und wird keine Folgen davontragen,

2 Durch Peter Levine lernte ich das berühmte Video *Polar Bear Alert* der National Geographic Society aus dem Jahr 1982 kennen. Bei YouTube ist es unter dem Titel *Polar Bear tremoring after a stressful event* zu finden.

aus zwei Gründen: Erstens sind alle während des kritischen Ereignisses mobilisierten Laufimpulse zum Abschluss gekommen, und zweitens hat er die aufgebaute Notfallenergie von sich abgeschüttelt und entladen.

Wenn die Beine keine Ruhe finden

Beim Restless-Legs-Syndrom, den ruhelosen Beinen, gibt es einen unwillkürlichen Bewegungsdrang in den Beinen und Füßen. Besonders stark sind diese Impulse im Ruhezustand, also im Sitzen oder Liegen, vor allem nachts oder wenn die Bewegungsmöglichkeiten aus irgendeinem Grund eingeschränkt sind. Sobald man sich bewegt, bessert sich die quälende Unruhe sofort oder verschwindet.

Doch die Linderung ist nur vorübergehend. Es scheint, als ob die Bewegung ein Ventil sei für eine Bewegungsenergie in den Beinen, die dadurch ihren Weg nach draußen findet. Doch das auslösende neuronale Muster wird dabei nicht verändert. Die Bewegungsenergie baut sich sofort wieder neu auf.

Da die unruhigen Beine häufig nachts auftreten, haben die Betroffenen als Folge davon mit Schlafstörungen, Schlafmangel oder chronischer Müdigkeit zu kämpfen. Ohne ausreichenden und erholsamen Schlaf wird die innere Unruhe noch verstärkt.

Unterbrochene Fluchtimpulse

Die Ursachen des Restless-Legs-Syndroms sind noch nicht eindeutig geklärt. Gehen wir daher noch einmal zurück zu unserem Eisbären. Er rannte um sein Leben, bis die Narkose seine Bewegungen unterband. Für sein Nervensystem war das ein Schock. Seine lebensrettenden Impulse wurden überwältigt.

Das ist etwas, das auch uns Menschen passieren kann. Sei es, dass jemand bei einem Unfall im Auto eingeklemmt war, bei einem Überfall festgehalten wurde oder in Panik am liebsten aus einem Krankenhaus davonlaufen würde. Aber das war nicht möglich oder wurde von außen gewaltsam oder von innen durch die Vernunft unterdrückt.

Vielleicht gibt es bei Menschen mit Restless Legs ja ein Ereignis in der Vergangenheit, möglicherweise vor vielen Monaten, Jahren oder Jahrzehnten, bei dem sinnvolle Fluchtimpulse unterbrochen und verhindert wurden. Erfahren Sie mehr über diese Zusammenhänge in »Trauma aus biologischer Sicht« und »Warum die Zeit nicht alle Wunden heilt« auf Seite 88 bzw. 93.

Sich aus dem Schock herausbewegen

Was wäre, wenn – ähnlich wie beim Eisbären – auch bei Menschen, die unter unruhigen Beinen leiden, ein unwillkürlicher Drang sich äußerte, irgendwann abgestoppte lebensrettende Bewegungen zu Ende zu bringen?

Was wäre, wenn dem Restless-Legs-Syndrom unabgeschlossene Fluchtimpulse unter Lebensgefahr zugrunde lägen? Weglaufen *wollen* und nicht *können*?

Was wäre, wenn Bewegung, zum Beispiel Sport oder Dehnübungen, nur kurzzeitig helfen, weil es willentlich gesteuerte Bewegungen sind und nicht *die* Fluchtbewegungen, die der Körper weiterführen und abschließen will?

Was wäre, wenn die Zuckungen der Beine oder Arme im Schlaf, die dabei manchmal auftreten, eine Entladung dieser gestauten Bewegungsenergie wären?

Was wäre, wenn der Körper einfach keine Ruhe gäbe, bis er sich endlich aus dem Schock herausbewegt hat?

Diagnose: Gebrochenes Herz

Bei ca. 2,5 Prozent der Menschen, die mit Verdacht auf Herzinfarkt ins Krankenhaus eingeliefert werden, wird etwas Erstaunliches festgestellt: Sie haben alle typischen Symptome eines Infarkts wie Atemnot, Engegefühl in der Brust und Todesangst – und doch ist es kein Herzinfarkt. Die Diagnose lautet vielmehr: »gebrochenes Herz« oder *Broken-Heart-Syndrom*.

Der Herzmuskel unter Schock

Anders als beim Herzinfarkt sind dabei die Herzkranzgefäße nicht verstopft. Sie haben sich lediglich verengt, und daher ist die Durchblutung im Körper eingeschränkt. Trotzdem pumpt das Herz nicht richtig. Der Herzmuskel zieht sich nicht mehr gleichmäßig zusammen, sondern schockartig. Untere und mittlere Herzkammer bleiben schlaff. Woher kommt diese plötzliche Schwäche des Herzmuskels?

Fast allen Patienten ist gemeinsam, dass sie kurz vorher einen Schock oder ein Trauma erlebten. Das kann ein Eklat in einem lang anhaltenden Familienstreit sein, der Verlust der materiellen Existenz, der Verlust des Ehepartners nach jahrzehntelanger Ehe, eine plötzliche Trennung, eine schwere Kränkung, die den Betroffenen jede Hoffnung verlieren lässt. Der Auslöser ist eine akute, als existenziell bedrohlich erlebte Situation – eine Situation, in der einem *das Herz stehenbleibt* oder in der man *zu Tode erschrickt.*

Leiden oder sogar Sterben an gebrochenem Herzen

Wenn das Herz plötzlich teilweise aufhört zu schlagen, kann das in seltenen Fällen sogar tödlich sein. Wir kennen das Phänomen, das ein Ehepartner »nachstirbt«, wenn der andere nach jahrzehntelanger Ehe gegangen ist. Das Leben wird dann vollkommen sinnlos, es gibt *keinerlei Hoffnung mehr*. Es hat ihm oder ihr das Herz gebrochen. Auf dem Totenschein steht dann »plötzlicher Herztod«.

Und was ist, wenn ein körperlich gesunder Mann Ende vierzig auf einem Fahrradausflug plötzlich vom Rad fällt und tot ist? Wer weiß, in welch schwieriger Lage er innerlich war? Ob er bereits seit Längerem in einer belastenden Konfliktsituation durchhielt, bis noch irgendein äußerer Anlass hinzukam, der ihm jegliche Hoffnung nahm und alles völlig ausweglos erscheinen ließ?

Menschen, die unvermittelt und ohne körperliche Symptome sterben, litten häufig gar nicht an Herzproblemen. Immer wieder gibt es dieses Phänomen eines plötzlichen Todes ohne organische Ursache. Doch es muss einen Auslöser geben. Wahrscheinlich ist die reale Zahl der Menschen, die an gebrochenem Herzen sterben, deutlich höher als die offiziell diagnostizierten 2,5 Prozent.

Notbremse Energiesparprogramm als allerletzte Möglichkeit

In »Eine neue Definition von Trauma« auf Seite 41 habe ich beschrieben, wie es im autonomen Nervensystem zu der allerletzten Notfallmaßnahme »Erstarrung und Kollabieren« kommt und was der evolutionäre Sinn dieser Überlebensmechanismen ist. Erst wenn gar nichts anderes mehr geht, keine Hilfe von außen und kein Kampf oder keine Flucht mehr möglich ist, schaltet der Körper um und löst diese letzte Notfallmaßnahme aus. Dabei wird durch den dorsalen Vagusnerv die Energie komplett heruntergefahren, unter anderem die des Herzens.

Das Broken-Heart-Syndrom zeigt uns eindrucksvoll, wie eng Psyche und Körper miteinander verwoben sind. Der Zusammenbruch, das Kollabieren eines Teils des Herzens, geschieht im Zustand *absoluter Hoffungslosigkeit*. Erst wenn unter Höchststress alle Möglichkeiten ausgeschöpft sind, kommt es zu Erstarrung und Kollabieren. Nichts geht mehr. Dieser biologische Ablauf ist nicht mit dem Willen steuerbar. Unsere Überlebensmechanismen laufen autonom ab. Das Erleben absoluter Hoffnungslosigkeit kann diesen Notfallmechanismus auslösen.

Ein verschlossenes Herz

Das Herz ist für uns Sitz der Gefühle und insbesondere der Liebe und der Freude, aber auch der Trauer und des Schmerzes. Unser Herz kann vor Freude hüpfen, wir schließen jemanden ins Herz oder gehen mit offenem Herzen durch das Leben. Wir können genau unterscheiden, ob jemand ein großes Herz hat und warmherzig ist, dann geht auch uns das Herz auf, oder ob jemand versteinert ist, kaltherzig oder sogar »herzlos«.

Kennen Sie jemanden, der bei Auseinandersetzungen »zumacht«, eiskalt wird und nicht mehr redet? Das ist ein traumatischer Erstarrungszustand. Durch irgendeinen Reiz wird er gerade ausgelöst. Irgendetwas in Tonfall, Mimik, Gestik eines Gegenübers oder etwas in der Umgebung lässt ihn mitten in das alte Trauma rutschen. Er erstarrt, erlebt es, als würde es gerade geschehen. Und da bei einem Trauma das Sprachzentrum abschaltet, wird er sprachlos.

Wer in einer Liebesbeziehung oder einer anderen nahen zwischenmenschlichen Beziehung traumatisiert wird, macht dabei häufig sein Herz zu. Manchmal bleibt das Herz, wenn es gebrochen wurde, für immer verschlossen. Zum Glück kann es wieder geöffnet werden: durch Liebe.

Wie sich das Herz wieder öffnet

Eine Klientin erlebt mit ihrem pubertierenden Sohn gerade eine anstrengende Phase mit viel Streit und Kampf. Das Schlimmste ist für sie, dass sie merkt, wie sie ihm gegenüber innerlich immer härter wird.

Eines Tages erzählt sie, wie sie ihr Sohn zum Geburtstag damit überraschte, dass er den Frühstückstisch liebevoll deckte. Bei dem Gedanken daran kommen ihr die Tränen – und ihr Herz geht ein bisschen auf. Wahrscheinlich ahnen Sie schon, wie es weitergeht? Ich bitte sie, hinzuspüren, wie sich das im Herzen anfühlt, und mit ihrer ganzen Aufmerksamkeit dabeizubleiben … und zu spüren, wie sich das Herz ganz vorsichtig ein kleines bisschen weiter öffnet und was dabei noch in ihrem Körper geschieht …

Selbsthilfe: Ein besonderer Moment

Diese Übung ist eine Kraftquelle besonderer Art. Sie können sie immer mal zwischendurch ausführen. Nehmen Sie sich ein wenig Zeit, in der Sie ungestört sind, und machen Sie es sich so bequem wie möglich.

Die Übung

Erinnern Sie sich nun an einen besonderen Moment in Ihrem Leben – einen Moment, der für Sie mit rundum positiven Gefühlen besetzt ist. Das kann alles Mögliche sein: eine Bergbesteigung oder ein Sonnenuntergang am Meer, bei dem Sie ein Gefühl von Einssein mit der Natur erlebten, eine intensive Begegnung mit einem anderen Menschen, der Moment, als Sie Ihr neugeborenes Baby bestaunten, ein Augenblick der Erkenntnis, der Ihr Leben beeinflusste, ein spirituelles Erlebnis, ein besonders berührendes Musikerlebnis, ein festlicher Moment, eine Erfahrung von Liebe – irgendeine persönliche Erinnerung, die wertvoll für Sie ist und bei der Sie denken: »Das war ein besonderer Moment in meinem Leben.«

Gehen Sie nun tiefer in diese Erinnerung hinein. Was sehen Sie dabei vor Ihrem inneren Auge? Gibt es etwas zu hören, zu riechen, zu schmecken? Welche Gedanken gehen Ihnen dabei durch den Kopf? Welche Gefühle tauchen auf?

Und während Sie sich ganz in Ihre Erinnerung vertiefen, lade ich Sie ein, wahrzunehmen, was Sie dabei in Ihrem Körper spüren. Wo in Ihrem Körper spüren Sie etwas? An einer bestimmten Stelle oder im ganzen Körper? Wie fühlt es sich an? Vielleicht ganz leicht und ruhig? Oder eher warm, weit, pulsierend?

Während Sie dem nachspüren: Wie verändern sich Ihre Körperempfindungen dabei? Werden sie vielleicht weiter, dehnen sie sich aus, werden sie intensiver? Nehmen Sie alles wahr, ohne es zu bewerten – einfach so, wie es ist.

Genießen Sie Ihren besonderen Moment mit allen Sinnen – in dem Bewusstsein, dass Sie ihn jederzeit wieder abrufen und aus dieser kostbaren Erfahrung Kraft tanken können.

AUS DER PRAXIS: WEITERE PHÄNOMENE

Den Körper zu spüren, ist eine
in der Gegenwart stattfindende Aktivität.
BABETTE ROTHSCHILD

Traumafolgen sind oft gut maskiert und haben viele Gesichter. In diesem Kapitel skizziere ich über psychosomatische Beschwerden hinaus verschiedene weitere Phänomene und bespreche ihren möglichen Zusammenhang mit nicht verarbeiteten Traumata.

Vertrauen und Kontrolle

Ein Trauma bedeutet einen Einschnitt in das Grundgefühl der Sicherheit und gleichzeitig einen absoluten Kontrollverlust. Der Körper signalisiert: »Ich kann nicht!«, und man muss erleben, wie etwas geschieht, dem man sich völlig wehrlos ausgeliefert fühlt.

Der Verlust des Vertrauens
Dabei verliert man das Vertrauen auf mehreren Ebenen:
– in den eigenen Körper

– in sich selbst
– evtl. in andere Menschen
– in das Leben
– in die Zukunft

Wenn der Körper bei einem Trauma als letzte Möglichkeit in die Erstarrung geht, steht er nicht mehr für Verteidigung oder Flucht zur Verfügung. Es ist verstörend, zu erleben, dass man sich plötzlich auf seinen Körper nicht mehr in der gewohnten Art und Weise verlassen kann, in der Situation selbst und danach. Denn wenn er traumatische Stresssymptome entwickelt, ist er auch weiterhin nicht verlässlich.

Wenn man erlebt, wie bisher normale Bewältigungsmöglichkeiten außer Kraft gesetzt werden, verändert sich das Selbstbild. Noch gravierender ist es, wenn das Trauma von anderen Menschen verursacht wird. Dann wird das zwischenmenschliche Vertrauen grundlegend zerstört. Trauma, vor allem in der frühen Kindheit, kann das Vertrauen anderen Menschen gegenüber und das Vertrauen ins Leben tief erschüttern.

Immer aufpassen müssen

»Ich stehe ganz oben auf einem Turm, der sich im Wind neigt. Er droht jeden Moment umzukippen, wenn der Wind zu stark ist. *Ich muss also immer aufpassen*, woher der Wind kommt«, beschreibt eine Klientin ihr Grundgefühl. Im Lauf ihres Lebens hat sie sich Strategien erarbeitet, die sie nach außen ruhig und stark wirken lassen, »aber das ist nur eine Decke. In Wahrheit habe ich eine Höllenangst vor Kontrollverlust.«

Da ein traumatisches Geschehen im Nervensystem nicht als »vergangen« abgespeichert wird, lebt man zum Teil weiterhin im Trauma, als würde es jetzt gerade geschehen. Damit lebt man unterschwellig auch in der damit verbundenen Angst. (Mehr dazu in »Warum die Zeit nicht alle Wunden heilt« auf Seite 93.) Daraus können sich Überzeugungen bilden wie: »Ich muss immer aufpassen, damit nichts passiert« oder: »Ich nehme immer das Schlimmste an, dann kann ich nicht enttäuscht werden«.

Kontrolle ist eine Ressource

Wenn das Grundgefühl der Sicherheit nicht mehr da ist, überwiegt das Gefühl, auf der Hut sein, aufpassen zu müssen, um die Situation jederzeit im Griff zu haben.

Es wäre sinnlos, wollte man gegen ein großes Kontrollbedürfnis ankämpfen oder versuchen, Kontrolle »loszulassen«. Das wird nicht funktionieren, aus gutem Grund. Denn die Fähigkeit zur Kontrolle, vielleicht sogar zu eiserner Selbstkontrolle, ist eine Ressource. Sie wurde in der Not entwickelt, um zu überleben. Wir sollten sie dafür wertschätzen!

Verloren gegangene Kontrolle zurückgewinnen

Wir können unsere Klienten dabei unterstützen, verloren gegangene Kontrolle zurückzugewinnen. Hier sind einige Möglichkeiten:

Kontrolle durch Verstehen der Geschehnisse im Körper während eines Traumas und danach Was man nicht versteht, kann Angst machen. Ein ständig erhöhter innerer Grundstresspegel ohne ersichtlichen Grund signalisiert Gefahr. Zu verstehen, warum das Nervensystem nach einem unbewältigten Trauma nicht zur Ruhe kommen kann, beruhigt. Man muss nicht mehr im Außen nach einem Auslöser für die innere Unruhe suchen.

Den inneren Stresspegel senken Ein hoher innerer Stresspegel im Körper und in Gedanken fühlt sich unangenehm an. Entspannungsversuche helfen nicht, im Gegenteil: Zu viel Entspannung kann direkt in die Retraumatisierung führen. Warum das so ist, habe ich in »Wann zu viel Entspannung gefährlich ist« auf Seite 67 beschrieben.

Will man den inneren Stresspegel senken, muss man alte, im Körper gebundene Anspannung dauerhaft entladen, wie ich es in »Anspannung entladen – wie geht das?« auf Seite 53 beschrieben habe. Dazu braucht man einen Zugang zum Körpergedächtnis. Reden allein oder intensives Nachdenken bringt hier nicht weiter, denn während des Traumas waren Verstand und Sprache abgeschaltet.

Keine Details des Traumas erzählen müssen Viele Betroffene, die unter Traumafolgen leiden, schrecken davor zurück, sich therapeutische Hilfe zu suchen. Sie befürchten, ausgiebig über das Erlebte reden und Einzelheiten der schrecklichen Erfahrung erzählen zu müssen. Sie haben Angst, dass es ihnen danach noch schlechter geht – nicht zu Unrecht! Denn der Körper hört immer mit.

Für unsere Arbeit müssen wir keine emotional belastenden Einzelheiten wissen. Wir lassen stattdessen den Körper sprechen. In »Den Körper sprechen lassen« auf Seite 117 können Sie mehr darüber nachlesen. Indem wir zu einem bestimmten Zeitpunkt achtsam hinspüren, wie sich etwas gerade im Körper anfühlt, nutzen wir das Körpergedächtnis. Lesen Sie mehr dazu in »Spüren statt reagieren« auf Seite 152.

Kontrolle durch Dosieren Da es bei einem Trauma um Notfallenergie geht, also um eine hohe Ladung, verlangsamen wir das Tempo bewusst. Wir legen zum Beispiel Pausen ein, damit der Körper Zeit hat, herunterzufahren. So behalten wir in der Sitzung die Kontrolle über die körperlichen Reaktionen. In »Die Rolle der Therapeutin« auf Seite 182 habe ich beschrieben, worauf es dabei ankommt. Bei diesem langsamen Vorgehen kann man seinen Körper besser kennenlernen und fühlt sich ihm nicht mehr ausgeliefert.

Wir dosieren auch, indem wir bei Bedarf Distanzierungstechniken anwenden, das heißt, belastende innere Bilder wegschieben, bis ihre aufwühlende Wirkung nachlässt. Danach können wir wieder auf die Körperebene gehen und der Erleichterung nachspüren. Manche Klienten können diese Bildschirmtechnik auch bei sich selbst anwenden und ihr inneres Erleben damit kontrollieren.

Kontrolle durch Selbstberuhigung und -stabilisierung Wenn man lernt, wie es möglich ist, sich selbst zu beruhigen, sich gut zu erden und zu stabilisieren, gewinnt man Kontrolle über seinen Körper. Zum Beispiel kann man persönliche Ressourcen finden und sie im Körper spüren (mehr darüber in »Ressourcen – Schlüssel zur Heilung« auf Seite 123). Das hilft, wieder Vertrauen in den eigenen Körper zu gewinnen.

»Ich muss« – Innere Antreiber

Innere Antreiber sind machtvolle Kräfte in uns. Die meisten von uns hätten ohne sie nicht das erreicht, was sie erreicht haben. Sie spornen uns zu großen Leistungen an, sie verschaffen uns Erfolgserlebnisse, Aufmerksamkeit und Anerkennung. Doch sie haben auch ihre Schattenseite.

Sich zu Leistung zwingen

Innere Antreiber sind ein früh gelerntes Muster. »Ich muss« ist ein Gedanke und auch ein körperlicher Impuls, eine Art »Startlochgefühl«. Es fühlt sich fast so an, als säße man in den Startlöchern zu einem Hundertmeterlauf und müsse gleich lossprinten.

Schon ganz »normale« Umstände genügen, um starke innere Antreiber auszubilden. In Familien mit mehreren Geschwistern muss das älteste Kind vielleicht früh Verantwortung für die anderen Kinder übernehmen. Es möchte lieber spielen oder ist müde, muss aber auf das Baby aufpassen. Um die Erwartungen der Eltern zu erfüllen und ihre Liebe zu bekommen, überwindet es seine inneren Widerstände und zwingt sich dazu, die ungeliebte Aufgabe zu erfüllen. Daraus entsteht dann der Automatismus, sich zu Leistung zu zwingen – eine eiserne Selbstkontrolle.

Im Lauf des Lebens wird das für viele zum Problem. Man spürt die eigenen Belastungsgrenzen nicht und übernimmt sich. Mit der Zeit kann man in einen chronischen Erschöpfungszustand geraten, der ins Burn-out führt. Spätestens jetzt hinterfragt man seine Verhaltensmuster und findet sich mit einer starken Leistungsorientierung konfrontiert.

Innere Antreiber entmachten

Die gute Nachricht: Es ist möglich, diese inneren Antreiber zu entmachten. Automatisierte Reaktionsmuster sind im Körper verankert, und wenn man sie erkennt und spürt, kann man sie nach und nach verändern und neue Alternativen hinzugewinnen.

Als wenn eine eiserne Weste von mir abfiele

Vera, eine engagierte Lehrerin, verbrachte in einer Burn-out-Krise einige Wochen in einer psychosomatischen Klinik. Dort konnte sie ein wenig zu sich kommen, sich erholen und erstmals ihre tiefe Müdigkeit spüren. Doch seitdem sie wieder zu Hause ist, läuft sie Gefahr, wieder in ihr altes Muster der Selbstüberforderung zurückzufallen.

Mehrmals in unserer Arbeit hat sie die Erfahrung gemacht, in ihrem Körper anzukommen und sich ruhig, präsent und ganz im Augenblick zu erleben. Sie kann inzwischen besser schlafen, und manchmal tauchen sogar Gedanken auf wie »Im Moment gibt es nichts zu tun«.

»Wie fühlt sich dieser Gedanke an?«

Sie verzieht das Gesicht: »Nicht gut.«

»Wie wäre es mit: ›Im Moment gibt es nichts, das ich tun muss‹?«

»Ja. Das gefällt mir schon eher.« In ihrer Stimme schwingt Erleichterung mit.

Ich suche mit ihr nach etwas, das ihr Spaß machen würde. Sie denkt angestrengt nach, aber ihr fällt nichts ein.

»Gibt es irgendeinen Traum in Ihrem Leben? Was wollten Sie schon immer gern tun?«

Sie geht eine Weile in sich und meint dann etwas ratlos: »Solange ich zurückdenken kann, gab es immer irgendwelche Ziele zu erreichen. Ich habe immer nur funktioniert.«

»Was finden Sie an anderen toll, was die machen? Wann denken Sie, das würde ich auch gern machen?«

»Musik. Ich mag die Musik der 60er-Jahre.«

Sie erzählt, wie sie im Urlaub in einem Strandhotel war und plötzlich den Beatles-Hit Yesterday *hörte. Als sie sich umschaute, woher die Musik kam, entdeckte sie einen jungen Pianisten am Flügel, der mit Hingabe diesen Song spielte. Bei dieser Erinnerung leuchten ihre Augen auf.*

»Wie fühlt sich das gerade an in Ihrem Körper?«

»Mir wird warm ums Herz.« Als sie mit ihrer Aufmerksamkeit dabeibleibt und dem warmen Gefühl um ihr Herz nachspürt, breitet es sich langsam weiter aus.

»Ich wollte schon immer Klavier spielen lernen«, erinnert sie sich, »aber wir hatten dafür kein Geld. So lernte ich Blockflöte. Das gab ich aber nach einigen Jahren auf. Es war mir langweilig geworden. Als ich damals in dem Hotel Yesterday *hörte, war auf einmal der Wunsch wieder da, Klavier spielen zu lernen. Zu Hause lieh ich mir ein Klavier und nahm Unterricht. Ich hatte eine gute Lehrerin, sie brachte mir das Klavierspielen von Grund auf bei. Wir spielten Übungen, Tonleitern, leichte klassische Stücke. Aber nach einiger Zeit wurde mir es wieder langweilig.«*

»Kann es sein«, fragte ich sie, »dass Sie gar keine klassischen Stücke spielen wollen? Warum spielen Sie nicht die Musik, die Sie lieben, auf dem Klavier? Zum Beispiel Yesterday *und andere Beatles-Songs?«*

Sie sah mich bass erstaunt an, und eine Tür öffnete sich in ih-

rem Inneren. In ihrem Körper wurde es weit, und wir nahmen uns viel Zeit, um das zu spüren.

»Es fühlt sich an, als wenn eine eiserne Weste von mir abfiele.« Langes Schweigen. »Ich habe noch nie daran gedacht, dass ich auf dem Klavier spielen kann, was mir gefällt, und nicht nur das, was zur üblichen Ausbildung gehört.«

Alkohol zum Entspannen

Viele Entspannungstrinker wissen nicht, dass ihre innere Anspannung letzten Endes auf unbewältigte Traumata zurückgeht, die ihr Nervensystem nicht zur Ruhe kommen lassen. Und sie kennen keinen anderen Weg, ihr überaktives Nervensystem zu beruhigen. Mehr über die Hintergründe erfahren Sie in »Warum manche Menschen besonders stressanfällig sind« auf Seite 35.

Passive Stressbewältigung

Innere Anspannung fühlt sich auf Dauer unangenehm an. Der Körper meldet sich mit Verspannungen und anderen Stresssymptomen, und der Verstand kommt nicht zur Ruhe. Kein Wunder, dass man versucht, diesen Zustand zu bekämpfen – sich zu betäuben.

Alkohol und bestimmte Medikamente zur Linderung von Spannungs- und Angstzuständen sind als gesellschaftlich akzeptierte Drogen weitverbreitet. Im Vordergrund steht neben dem Genuss der Versuch, die Stresssymptome zu lindern. Man versucht, das hohe innere Erregungsniveau zu senken. Da Alkohol zunächst eine dämpfende Wirkung hat, wird er als Befreier von Anspannung, Ängsten und Ärger erlebt. Doch dieser Effekt hält nur kurz vor, denn nach etwa zwei Stunden bewirkt der Alkohol selbst einen erneuten Anstieg der inneren Spannung.

Der erste Schluck ist immer der beste

Robert ist ruhelos und immer in Hektik. Wenn er zur Ruhe kommen will, trinkt er Alkohol, allerdings nur abends.

»Endlich Feierabend. Der erste Schluck ist immer der beste, weil man dabei von hundertachtzig sofort runterfährt«, erzählt er und beschreibt, was er dabei erlebt. »So eine Entspannung, die den Körper durchflutet«, dabei macht er eine Geste mit beiden Händen von oben nach unten.

Selbstregulation statt Alkohol

Und hier zum Vergleich einige Beschreibungen von Klienten, wie es sich in einer SE-Sitzung anfühlt, wenn der Körper beginnt, Anspannung zu entladen. Die Zitate stammen aus dem Abschnitt »Anspannung entladen – wie geht das?« auf Seite 53.

- »Als wenn was durch den Körper durchfließt, vom Kopf in die Hände.«
- »Schauer, sie gehen durch von den Schläfen bis zur Wade.«
- »Als wenn man aus einem zu stramm aufgeblasenen Luftballon die Luft rauslässt.«
- »Es ist, als wenn was Eingefrorenes auftaut ... Da ist wieder Lebendigkeit ... Es dockt wieder an den Oberkörper an ... Dann bin ich wieder im gesamten Strom ... Erst die Arme, dann die Beine, jetzt scheint sich das zu schließen.«

Aktive Stressbewältigung erlernen

Wenn man regelmäßig versucht, den inneren Stress mit Alkohol abzubauen, schafft man sich auf Dauer neue Probleme. Die zugrunde liegenden Probleme werden nicht gelöst und belasten weiterhin. Alkohol als Seelentröster wird schleichend zur Gewohnheit, und irgendwann ist der kritische Punkt zur Sucht überschritten.

Will man den inneren Stress dauerhaft abbauen bzw. lernen,

anders damit umzugehen, braucht man einen Weg der aktiven Stressbewältigung. Das betrifft die Handlungsebene, die Art der Kommunikation mit anderen Menschen und ganz besonders die Fähigkeit zur Selbstregulation des Nervensystems. In »Selbstregulation wieder erlernen« auf Seite 57 beschreibe ich, wie der Körper zu einem natürlichen Weg der Entladung von Anspannung zurückfindet.

Das können Sie dabei erfahren:

- Sie nehmen wahr, wo Sie auf der Stress-Skala von 0 bis 10 sind: noch im grünen Bereich oder schon im roten Bereich.
- Sie setzen nicht länger den Fokus darauf, wie Sie hochfahren, sondern erkennen auch, wann und wie Sie herunterfahren.
- Sie unterstützen allein durch achtsames Spüren Ihren Körper dabei, Anspannung zu entladen.
- Sie können weniger angenehme Emotionen immer besser im Körper halten.
- Sie kommen auch ohne Alkohol zur Ruhe.
- Sie verändern automatische Stressmuster, die auf unverarbeitete Traumata zurückgehen – und zwar dauerhaft.

Geräuschempfindlichkeit

Für alle, die Geräuschempfindlichkeit nicht kennen und eine Ahnung davon bekommen wollen, wie es sich anfühlt: Stellen Sie sich vor, Sie haben einen eingebauten Verstärker im Innenohr, der alle Geräusche draußen auf doppelte oder mehrfache Lautstärke hochfährt. Diese Geräusche dringen dann in den Kopf ein und tun weh.

»Lärm« ist subjektiv

Geräuschempfindlichkeit kann allgemein oder an ganz bestimmte Geräusche gekoppelt sein. Diese müssen gar nicht laut sein. Manchmal sind sie nur ganz leise oder sogar fast an der Wahrnehmungsschwelle. »Lärm« lässt sich nicht in Dezibel messen. Es kann der Fernseher aus der Nachbarwohnung sein oder ein leises Brummen unbekannter Herkunft, das einen geräuschempfindlichen Menschen fast wahnsinnig macht. Ein Kind beklagt sich nach der Schule bei seiner Mutter, dass die anderen Kinder so laut mit Papier rascheln. Es können Essgeräusche, zum Beispiel von Popcorn im Kino sein, die die Nerven strapazieren, oder das Rascheln von Brötchentüten im Zug. Was andere Menschen gar nicht bemerken – für Geräuschempfindliche wird es manchmal zur Qual.

Wenn Geräusche Gefahr bedeuten

»Als wir damals in die neue Wohnung einzogen, fiel mir sofort auf, dass die Wände aus Papier waren. Wir saßen noch zwischen den Umzugskartons, und ich wusste, hier kann ich nicht bleiben«, erzählt eine Klientin und beschreibt es so: »Ich war in dieser Wohnung nie völlig entspannt. Wenn ich die Nachbarn niesen hörte, begann ich innerlich zu flattern. Auch wenn mein Verstand das als Unsinn abtat, empfand ich es so, als würden die Geräusche *in meinen Raum* eindringen. Ich fühlte mich in dieser Wohnung *nicht sicher*.«

Wenn Geräusche, auch ganz leise, eine Alarmreaktion im Körper hervorrufen, hat das Nervensystem verinnerlicht, dass Geräusche Gefahr bedeuten. Dann fährt es automatisch hoch und löst die Kampf- und Fluchtmechanismen aus. Kann man die Situation dann nicht ändern oder verlassen, bleibt man innerlich im Daueralarm.

Dabei können Geräusche auch Sicherheit geben. Eine Patientin in der Klinik beschrieb zufrieden ihr Zimmer. Daneben war gleich der Fahrstuhl, und sie hörte oft Stimmen auf dem Gang und im Treppenhaus. »Dann fühle ich mich eingekuschelt«, meinte sie lächelnd. »Da ist Leben.«

Geräuschempfindlichkeit und frühes Trauma

»Wir ziehen im Hotel manchmal drei Mal um, bis mein Mann es in einem Zimmer aushält«, vertraut mir eine Ehefrau an. Und sie erzählt weiter, dass er ein Sieben-Monats-Frühchen war. Er lag zehn Wochen im Brutkasten, und seine Mutter durfte ihn nicht anfassen. So hat er als Baby nicht gelernt, seine Erregungszustände im Kontakt mit der Mutter zu regulieren.

Meiner Ansicht nach geht eine dauerhaft hohe und generelle Geräuschempfindlichkeit auf frühes Trauma und eine fehlende Selbstregulation zurück. In »Schocktrauma und Entwicklungstrauma« (Seite 99) und »Was Bindung mit Selbstregulation zu tun hat« (Seite 103) beschreibe ich ausführlicher, wie das kindliche Nervensystem erst lernen muss, sich zu regulieren und mit innerem Aufruhr umzugehen, und welche Folgen es hat, wenn es das nicht lernt.

Auch wenn einzelne Geräusche körperlich wehtun, ist das ein Hinweis darauf, dass dabei ein unverarbeitetes Trauma angestoßen wird. (Lesen Sie mehr dazu in »Warum die Zeit nicht alle Wunden heilt« auf Seite 93.) Diese Geräusche verursachen Stress, weil sie als gefährlich erlebt werden. Das ergibt meist keinen Sinn, weil der Zusammenhang mit dem ganzen Erlebnis nicht klar ist. Dennoch führen die Geräusche dazu, dass man sich unbewusst wieder wie damals fühlt und innerlich in Höchststress gerät.

Kann man Geräuschempfindlichkeit verändern?

Geräuschempfindlichkeit hat auch mit der Bewertung von Geräuschen zu tun. Doch das Problem ist, dass sich diese Bewertung mit dem Willen allein nicht ändern lässt. Die Reaktion auf die Geräusche ist automatisiert, sie geht vom autonomen Nervensystem aus, das nicht dem Willen unterliegt. Das neuronale Reaktionsmuster kann nur über den Körper verändert werden.

Das Ziel von SE ist es, die Selbstregulation des Nervensystems (wieder) herzustellen. Dabei kann man auch gezielt mit einer Alarmreaktion auf einzelne Geräusche arbeiten.

Meine Erfahrung ist, dass es mit zunehmender Selbstregulation auch zu einer Neubewertung von Geräuschen kommt. Das Nervensystem ist nicht mehr ständig auf der Hut und assoziiert Reize weniger mit Gefahr. Sinkt der Grundstresspegel, lässt auch die Empfindlichkeit für Geräusche nach. Automatische Verknüpfungen im Nervensystem können sich auflösen, zum Beispiel weg von »Da ist jemand, ich muss auf der Hut sein!«, hin zu mehr Neutralität. Dann entsteht Raum für Neues, vielleicht eine Erfahrung wie »Ach, da ist jemand – ich bin nicht allein« und sogar »Es ist gut zu hören, dass jemand da ist«.

Hochsensibilität

Während Wissenschaftler das Phänomen »Hochsensibilität« als angeboren und genetisch bedingt einstufen, tendieren Psychotherapeuten aufgrund ihrer Praxiserfahrungen eher dazu, frühe Kindheitstraumata als eine Ursache davon anzunehmen. Da es offensichtliche Parallelen zwischen Hochsensibilität und frühem Trauma gibt, möchte ich einige Gedanken dazu in den Raum stellen.

Ein überaktives Nervensystem

Es wird angenommen, dass 15 bis 20 Prozent aller Menschen hochsensibel sind. Selbsttests im Internet geben eine erste Orientierung. Für viele Menschen ist es eine Erleichterung, festzustellen, dass sie mit ihrer großen Empfindsamkeit nicht allein sind.

Das zentrale Merkmal der Hochsensibilität ist ein überaktives, schnell alarmiertes Nervensystem. Charakteristisch für hochsensible Menschen ist es zum Beispiel,

- höchst intensiv wahrzunehmen,
- bereits auf geringste Reize zu reagieren,
- normale Reize wie durch einen Verstärker aufzunehmen,
- leicht zu erschrecken und schneller als andere Menschen von der Fülle der Reize überwältigt zu sein.

»Ich fühle das Gras wachsen«, beschreibt eine hochsensible Frau ihr Lebensgefühl. »Wenn meine Schmerzgrenze erreicht ist, tun mir Eindrücke buchstäblich weh. Andere sagen dann: ›Das ist mir noch gar nicht aufgefallen‹ oder: ›Das blende ich aus‹. Aber ich kann das nicht. Ich will mich dann nur noch zurückziehen, damit ich wieder zu mir selbst komme.«

Besonders durchlässige Grenzen

Die Biologie der Hochsensibilität wird im Allgemeinen so beschrieben, dass nicht mehr Reize aufgenommen, sondern weniger ausgefiltert werden. Das heißt, viele Reize können ungefiltert eindringen. Aber heißt weniger Filter nicht eigentlich: weniger oder durchlässigere Grenzen?

Bei einem Trauma werden Grenzen zerstört. Das Gefühl für sichere Grenzen auf allen Ebenen ist nicht mehr da. Dann kommt es dazu, dass man sich von Stimmungen leicht anstecken lässt, Eindrücke aus der Umgebung wie ein Schwamm aufsaugt und leicht unter Reizüberflutung leidet. Man fühlt sich dünnhäutig und schnell bedroht. Lesen Sie mehr dazu in »Grenzen setzen, aber wie?« auf Seite 73.

Gesunde Grenzen zu haben, bedeutet, mit sich selbst in Kontakt zu sein. Hochsensible Menschen richten ihre Antennen stark nach außen. Ist diese intensive Wahrnehmung auch ein Ausdruck des Gefühls, immer wachsam sein zu müssen?

Hochsensibilität und Trauma

Hochsensibilität wird oft als unabänderliches Persönlichkeitsmerkmal beschrieben. Das zentrale Merkmal ist die Überaktivität und schnelle Alarmierbarkeit des Nervensystems. Diese neuronale Übererregbarkeit ist im SE-Modell ein zentraler Hinweis auf Traumatisierungen. Für mich ergeben sich daraus Fragen wie: Wird Hochsensibilität durch frühe Traumata *verursacht*? Oder wird vielmehr eine bestehende Hochsensibilität durch frühe traumatische Erfahrungen *verstärkt*?

Vermutlich ist man bei den Überlegungen, ob Hochsensibilität auf traumatische Erfahrungen zurückzuführen ist, von der alten Definition ausgegangen: »Je schlimmer das Ereignis, desto schlimmer das Trauma«. Man fragt, ob der Betroffene ein Trauma erlebt hat und was genau das gewesen sein kann.

Stellt man dieselben Fragen mit der neuen Trauma-Definition von Peter Levine im Blick, steht nicht mehr das Ereignis selbst im Mittelpunkt, sondern das Nervensystem: Ein Ereignis wird erst dann zum Trauma, wenn es überwältigend ist und das hohe Erregungsniveau dabei im Nervensystem gebunden wird. Genauer nachlesen können Sie das in »Eine neue Definition von Trauma« auf Seite 41.

Das hochsensible Nervensystem reagiert individuell unterschiedlich auf Reize. Manche Menschen reagieren empfindlicher auf Geräusche, andere auf optische Reize, Gerüche oder auf Nuancen in zwischenmenschlichen Beziehungen. Womöglich handelt es sich bei diesen Reizen um »Traumatrigger«, also um isolierte Erinnerungsfetzen aus einer insgesamt dissoziierten traumatischen Erfahrung?

Es geht um frühe, namenlose Traumatisierung

Fragen wir uns nach einem Zusammenhang zwischen Hochsensibilität und Trauma, geht es um frühe, namenlose Traumatisierungen, also sogenanntes Entwicklungstrauma. Es gibt keine bewusste Erinnerung daran und keine Worte dafür. Nur der Körper erinnert sich. (Mehr darüber in »Schocktrauma und Entwicklungstrauma« auf Seite 99.)

Der Psychiater Daniel Siegel weist nach, wie frühes Trauma, auch ein vorgeburtliches oder Geburtstrauma, in den natürlichen Entwicklungsprozess eingreift. Es legt den Grundstein zu einer erhöhten Stressbereitschaft. Das kindliche Nervensystem verbleibt in Angst und hoher Erregung. Es wird daher auch später schneller alarmiert sein, weil seine neuronalen Reaktionsmuster schon bei kleineren Reizen anspringen.

Wenn wir uns Erziehungsmethoden von früher ansehen, ist es nicht verwunderlich, dass viele Betroffene Kindheitstraumata in sich tragen. Übermäßig sensible Antennen für andere Menschen und die Umgebung können sich in der Not früh entwickeln, wie schon Alice Miller beschrieben hat. Bitte lesen Sie dazu auch »Altlasten aus unserer Geschichte« auf Seite 107. Dabei haben viele Hochsensible früh die Erfahrung gemacht, dass ihre Sensibilität abgewertet wurde mit Kommentaren wie »Sei doch nicht so empfindlich!«

Somatic Experiencing und Hochsensibilität

Hochsensibilität ist ein komplexes Phänomen und im Grunde eine großartige Eigenschaft. Die Welt braucht empfindsame Menschen! Die Frage ist jedoch, ob Menschen unter ihrem hochsensiblen Nervensystem leiden oder nicht.

In diesem Buch geht es immer wieder um die Übererregbarkeit des Nervensystems. Für Hochsensible, die von sich selbst wissen, dass sie Traumata erlebt haben, oder vermuten, dass frühe Traumatisierungen in ihrem Nervensystem nachwirken, ist SE ein wunderbarer Weg. Denn um sich achtsam spüren zu können und zu wollen, ist eine hohe Sensibilität die beste Voraussetzung. Ein Ziel unserer Arbeit ist es, verletzte und zu durchlässige Grenzen wiederherzustellen. (Mehr darüber in »Grenzen wiederherstellen« auf Seite 246 oben.)

Meiner Ansicht nach eignet sich SE sehr gut für hochsensible Menschen. Ihr überaktives Nervensystem lernt, dass es nicht mehr auf jeden Reiz anspringen muss, und kommt leichter zur Ruhe. Je mehr durchlässige Grenzen wieder »dicht« sind, desto weniger müssen Hochsensible unter ihrer Empfindsamkeit leiden. Sie können ihre feinen Antennen stattdessen als Bereicherung genießen.

Angst vor Nähe

Manche Menschen haben eine tiefe Sehnsucht nach nahen und erfüllenden Beziehungen und gleichzeitig eine große Angst davor. In ihrem Körper ist die Erwartung verankert, dass Nähe bedrohlich ist. Der Humorist Wilhelm Busch dichtete dazu wohl aus eigener Erfahrung: »Wer einsam ist, der hat es gut, weil keiner da, der ihm was tut.«

Frühe Bindungserfahrungen prägen

»Mein Problem ist, dass ich mir so sehr einen Partner wünsche«, sagt eine attraktive junge Frau. »Aber wenn ich mich dann wirklich einem Mann nähere, gehe ich in die Starre.«

Dieses Phänomen ist weiter verbreitet, als man denkt, doch nur wenige spüren es so bewusst und können es so klar in Worte fassen. Viele Menschen verstehen nicht, warum Beziehungen für sie ein so schwieriges Feld sind. Manche ergreifen die Flucht, wenn es verbindlich werden könnte, andere ziehen sich nur innerlich zurück und »machen zu«.

Es sind unsere frühesten Bindungserfahrungen, die den Grundstein legen für unser späteres Beziehungsverhalten und für unsere Fähigkeit, Emotionen zu regulieren. Man unterscheidet dabei zwischen »sicherer«, »unsicherer« oder »desorganisierter« Bindung. In »Was Bindung mit Selbstregulation zu tun hat« auf Seite 103 können Sie mehr über die verschiedenen Bindungsmuster und ihre Folgen nachlesen.

Rund 60 Prozent der Bevölkerung gelten als sicher gebunden. Sie wählen sich einen ebenfalls sicher gebundenen Menschen als Partner. Dann können beide diese Stabilität in ihrer Beziehung leben und gemeinsam an ihre Kinder weitergeben. Die restlichen 40 Prozent haben entweder ein unsicheres oder sogar ein desorganisiertes Bindungsmuster entwickelt. Das heißt, für sie ist »Beziehung« entweder eine unsichere Angelegenheit oder sogar mit Bedrohung verknüpft.

Traumatische Beziehungserfahrungen

Nach der Statistik haben nur etwa 10 Prozent der Menschen ein desorganisiertes Bindungsmuster, also traumatische Beziehungserfahrungen als Kind. Doch wahrscheinlich liegt die Dunkelziffer viel höher.

In ihrem 2012 erschienenen Buch *Die geprügelte Generation* beschreibt die Journalistin Ingrid Müller-Münch, dass es in den 1950er- und 1960er-Jahren üblich und gesellschaftlich akzeptiert war, Kinder zu demütigen und sie verbal und körperlich zu züchtigen. Sie hatte keine Ahnung, dass sie damit eine Lawine lostreten würde.

Viele Betroffene erleben nun zum ersten Mal, dass sie mit ihren Erfahrungen nicht allein sind und dass ihr Leid gewürdigt wird. Sie schließen sich zu Selbsthilfegruppen zusammen oder machen eine Therapie. Erstmals setzen sie sich mit der erlebten Gewalt auseinander und damit, wie diese ihr Leben und ihre Beziehungen geprägt hat und noch immer beeinflusst. Viele von ihnen leiden darunter, dass sie nicht beziehungsfähig sind oder in ihrer Partnerschaft in eine Krise geraten, weil immer wieder alte traumatische Erlebnisse durch ihren Partner oder ihre Partnerin getriggert werden.

Trauma zieht Trauma an

Bei der Partnerwahl steuern unsere früh erworbenen Muster, von wem wir uns angezogen fühlen und mit wem wir uns schnell vertraut fühlen. Es sind Menschen, deren Beziehungsmuster zu unserem passen wie der Schlüssel zum Schloss. Menschen mit Gewalterfahrungen wählen häufig Partner, die ihrerseits verbal oder körperlich gewalttätig sind.

Je näher und enger der Kontakt wird, desto mehr aktivieren wir unsere früh erworbenen Bindungsmuster. Wer als Kind Gewalt erlebt hat – und dazu zählen bereits Liebesentzug und eisiges Schweigen als Erziehungsmittel –, wird bei zunehmender Nähe wie schon als Kind gleichzeitig das Bindungs- und das Verteidigungssystem aktivieren. Das heißt, man will auf den anderen Menschen zugehen, und gleichzeitig hält einen etwas zurück, so wie es die junge Frau am Anfang dieses Kapitels beschrieben hat. Traumatisierte Menschen fühlen sich magisch voneinander angezogen. Sie erkennen einander irgendwie. Sie versprechen sich unbewusst von der Beziehung, dieses Mal endlich eine gute Erfahrung zu machen und einen positiven Abschluss ihrer traumatischen Beziehungserlebnisse zu finden.

Nähe und Angst sind biologisch gekoppelt

Die Erfahrung von Nähe und Angst ist in diesem Fall biologisch gekoppelt. Je größer die Nähe, desto stärker auch die vom Körpergedächtnis erinnerte Angst.

Das angeborene Bindungssystem sorgt bei einem Kind dafür, dass es bei Gefahr bei seiner Mutter Schutz sucht. Auch ein vernachlässigtes und misshandeltes Kind wird das tun – trotz seiner Angst. Es folgt einem biologischen, im Körper verankerten Programm. Doch droht ihm dort auch Gefahr, wird gleichzeitig sein ebenso angeborenes Verteidigungssystem aktiviert. Nun gerät das Kind in einen Konflikt und in starke Erregung. Sich weiter zu nähern ist gefährlich, zu fliehen ist auch nicht möglich. Ihm bleibt nur die Erstarrung.

Später wird dieses im Körper gespeicherte Verhaltensmuster bei näheren Beziehungen wieder aktiviert. Die Erfahrung von Nähe löst die Körpererinnerung von Angst aus.

Beziehungsmuster über den Körper verändern

Will man seine Beziehungsmuster therapeutisch angehen, ist es sinnvoll, den Körper miteinzubeziehen. Denn diese Muster stammen aus einer Zeit im Leben, an die man sich nicht bewusst erinnert und für die es keine Worte gibt. Doch der Körper erinnert sich ganz genau und mobilisiert heute noch dieselben neuronalen Reaktionsmuster wie damals.

Bindungstraumata sind verknüpft mit der Erfahrung unsicherer Grenzen. Mit Somatic Experiencing kann man den Körper dabei zu Hilfe nehmen, die eigenen Grenzen wieder zu sichern. Ebenso kann man nach und nach die Erfahrung von Nähe und Angst entkoppeln. Man lernt, die Angst im Körper zu halten, sodass sie nicht mehr überwältigt, wie ich es in »Wie man noch mit Emotionen umgehen kann« auf Seite 155 beschrieben habe. Man lernt in kleinen Schritten, das mögliche Maß an Nähe zu dosieren und langsam zu erweitern, sodass man sich mit anderen Menschen allmählich sicher oder weniger bedroht fühlt.

Selbsthilfe: Sich bewusst erden

Auch diese kleine Übung können Sie immer mal zwischendurch machen. Nehmen Sie sich ein wenig Zeit, um zu spüren, *wie* Sie in diesem Augenblick sitzen und welche Muskeln gerade angespannt oder locker sind. Es wird jedes Mal ein wenig anders sein. Versuchen Sie nicht, daran willentlich etwas zu verändern. Nehmen Sie Ihre Körperhaltung einfach offen und interessiert wahr. Die Veränderung geschieht allein durch Ihre Konzentration und Aufmerksamkeit.

Die Übung

Wie schwer oder wie leicht sitzen Sie gerade auf Ihrem Stuhl? Wie viel Gewicht geben Sie an den Stuhl ab und wie viel halten Sie selbst mit Ihrer Muskulatur?

Wie schwer oder wie leicht stehen Ihre Füße auf dem Boden? Wie viel Gewicht geben Sie an den Boden ab und wie viel halten Sie selbst mit Ihrer Muskulatur?

Wie schwer oder wie leicht lehnen Sie sich mit dem Rücken nach hinten an? Wie viel Gewicht geben Sie an die Rückenlehne ab und wie viel halten Sie selbst mit Ihrer Muskulatur?

Fragen Sie sich nun: Wo gebe ich am meisten Gewicht ab? In den Füßen, im Becken, im Rücken? Oder auch in den Armen, wenn Sie sich auf eine Armlehne stützen?

Dann gehen Sie mit Ihrer Aufmerksamkeit genau an die Stelle, an der Sie am meisten Gewicht abgeben. Spüren Sie genauer hin, wie sich das anfühlt. Bleiben Sie neugierig, was geschieht. Vielleicht kribbelt es irgendwo, vielleicht wird es ein wenig wärmer in den Füßen, vielleicht lassen Ihre Schultern Spannung los oder Sie sinken ein wenig tiefer in die Sitzfläche hinein.

Machen Sie weiter damit, bis Sie mehr und mehr Gewicht abgeben, also stärker geerdet sind. Genießen Sie es, die Sitzfläche, den Boden oder die Rückenlehne als etwas zu spüren, das Sie trägt. Nach einer Weile rekeln und strecken Sie sich ein wenig und beenden die Übung.

Einige Hinweise zur Übung

Vielleicht fällt es Ihnen anfangs schwer, eine Antwort auf die Fragen zu geben. Dann probieren Sie Folgendes: Spannen Sie Ihre Gesäßmuskeln kräftig an. Spüren Sie, wie Sie sich dabei mit dem Oberkörper leicht nach oben bewegen?

Lassen Sie nun Ihre Gesäßmuskeln wieder locker. Jetzt müssten Sie spüren, wie Sie wieder mit Ihrem ganzen Gewicht auf den Stuhl sinken.

Spannen Sie jetzt Ihre Waden- und Fußmuskeln so an, dass sich die Fersen anheben, bis Ihre Füße nur noch mit den Fußballen auf dem Boden stehen. Lockern Sie die Muskeln nun und bemerken Sie, wie die Füße wieder mit der ganzen Sohle auf dem Boden aufliegen.

Und nun zum Rücken: Richten Sie sich willentlich ein wenig nach vorn auf. So halten Sie Ihren Oberkörper verstärkt mit Ihren Muskeln. Nun lassen Sie sich leicht nach hinten sinken und bemerken Sie, wie Sie Gewicht an die Rückenlehne abgeben.

Das ist Erden. Es steht symbolisch für »Gewicht abgeben«. Die Erde, in diesem Fall der Stuhl, trägt uns. Wir nutzen die Schwerkraft für uns. Genau das passiert, wenn wir Spannung loslassen. Wir sinken tiefer in den Stuhl hinein. Wir geben Gewicht ab. Wir müssen nicht alles allein tragen.

ÜBERLEBEN ODER LEBEN

In uns allen gibt es eine Kraft, die spontan nach Kontakt, Gesundheit und Lebendigkeit strebt.
LAURENCE HELLER

In diesem Buch geht es darum, wie wir mit unserem Körper in Verbindung sein und seine Botschaften wahrnehmen können. Es beschreibt eine Methode, wie wir diese Verbindung, wenn sie durch traumatische Erfahrungen beeinträchtigt wurde, wiederherstellen können. Es zeigt einen Weg auf, wie wir dem Körper in unserer eher verstandesorientierten Welt die Bedeutung wiedergeben, die ihm zusteht.

Psychologie und Biologie

Genau wie unsere tierischen Vorfahren haben wir Menschen eine enorme Fähigkeit, auch in schwierigsten Situationen zu bestehen. Doch anders als jene bleiben wir danach manchmal mehr oder weniger »im Überleben stecken«. Wir leben zwar weiter – doch stehen wir entweder unter einer erhöhten inneren Alarmbereitschaft, oder wir haben die Verbindung zu uns selbst verloren.

Der Körper wartet nur darauf, dass wir ihm endlich die Art von Aufmerksamkeit entgegenbringen, die er braucht, um seine heilenden Kräfte entfalten zu können. Er möchte sich selbst regulieren und zum inneren Gleichgewicht zurückkehren. Nur wenn wir verstehen, wie unsere Notfallmechanismen funktionieren und warum wir im Notfallmodus stecken bleiben, können wir auch erkennen, wie wir den Weg zurück ins Leben finden. Ein Weg ist das achtsame Spüren in unseren Körper.

> Wollen wir wieder »ganz« werden, müssen wir uns neben der Psychologie wieder auf unsere Biologie besinnen. Viele unserer Probleme sind weniger mit dem Verstand zu lösen als mit der Zuwendung zu unserem Körper und seinen Selbstheilungskräften.

Innere Achtsamkeit

Achtsamkeit bringt uns zu uns selbst und ins Jetzt. Achtsames und gezieltes Spüren im richtigen Augenblick ist das zentrale Element von Somatic Experiencing.

Wahrnehmen ohne zu bewerten

Während ich am Schreibtisch sitze und dieses Kapitel schreibe, beginnt es leicht zu schneien. Mein erster Gedanke ist: »Hoffentlich schneit es nicht so viel. Ich muss nachher noch mit dem Auto weg.« Dann fällt mir ein, wie jemand neulich staunend erzählte, dass keine einzige Schneeflocke auf der ganzen Erde der anderen gleicht.

Erst jetzt beginne ich, die Schneeflocken wirklich wahrzunehmen. Ich sehe ihnen zu, wie sie gerade herunterschweben, im Wind wirbeln und wieder aufsteigen, staune über ihre Vielfalt. Eine ganz große Flocke fällt mir auf zwischen vielen kleinen, ich sehe sie im Licht der Wintersonne aufleuchten. Fasziniert folge ich einzelnen Schneeflocken auf ihren Bahnen durch die Luft und vergesse für einen Augenblick alles andere. Achtsamkeit klingt so leicht und braucht doch oft einen Anstoß.

Was gehört zur Achtsamkeit?

Achtsamkeit definiere ich als »die Fähigkeit, im Augenblick vollkommen präsent zu sein und dabei urteilsfrei und neutral *wahrzunehmen* und zu *handeln*«.

Vollkommen präsent zu sein, heißt, mit der ganzen Aufmerksamkeit im jetzigen Augenblick zu sein. Das Tor zu dieser Präsenz sind unsere Sinne. Eine bekannte Achtsamkeitsübung ist das Essen einer Rosine. Isst man sie sonst mehr oder weniger nebenbei, schiebt sie beim Reden oder schon in Gedanken an den nächsten Termin in den Mund, hastig und ohne besondere Beachtung, so schenkt man in der Achtsamkeit diesem Vorgang nun Zeit, Ruhe und die volle Aufmerksamkeit.

Man taucht in die Erfahrung ein und erlebt sie bewusst, neugierig erforschend, so wie man im Feinschmeckerrestaurant einen erlesenen Wein kostet: Zuerst hält man das Glas vor sich, um die Farbe anzusehen, dann schnuppert man am Duft des Weines. Man nimmt einen kleinen Schluck, lässt den Geschmack sich im Mund entfalten. Man lässt ihn auf der Zunge zergehen und schließlich langsam die Kehle hinunterrinnen. Dabei schmeckt man, wie sich dieser Wein im Abgang präsentiert und welches Aroma sich noch ganz zuletzt überraschend zeigt.

So genussvoll wie ein Weinliebhaber einen edlen Tropfen zelebriert, so bewusst können wir auch eine Rosine mit allen Sinnen wahrnehmen und dabei ganz in den Augenblick eintauchen. Ganz in den Sinnen aufgehen – dazu gehört auch, den urteilenden Verstand eine Zeit lang *außer Acht* zu lassen.

An einem Beispiel möchte ich das Spüren bei Somatic Experiencing erläutern.

Achtsames Spüren

An einem bestimmten Punkt der Sitzung lenken wir die Aufmerksamkeit der Klientin gezielt und achtsam auf ihren Körper. Wir bitten sie, zunächst kurz und ohne irgendeine Bewertung wahrzunehmen, wie sich zum Beispiel eine wiederkehrende lähmende Angst im Körper zeigt: Etwas zieht sich im Herzbereich zusammen. Dann finden wir im Gespräch die passende Ressource, welche die Klientin innerlich in einen kraftvolleren Zustand versetzt, vielleicht ihre Entschlossenheit zum Durchhalten. Nun laden wir sie wieder ein, nachzuspüren, wie sie die Entschlossenheit körperlich spürt. Sie zeigt sich beispielsweise in einem vorgeschobenen Unterkiefer, darin, dass sich Arme und Schultern zum Kampf bereit machen und dass sich die Fäuste ballen. Jetzt kann die Klientin zwischen den beiden Zuständen »Angst« und »Entschlossenheit« und deren körperlichem Ausdruck pendeln oder beide gleichzeitig spüren – je nachdem, was leichter für sie ist. Schließlich beginnt das Nervensystem, zwischen den beiden Polen hin- und herzuschwingen. Wir unterstützen die Klientin dabei, mit ihrer Aufmerksamkeit beim Spüren zu bleiben, denn jetzt passiert etwas Entscheidendes: Bei jedem Pendelschwung löst sich etwas von der alten, im Körper gespeicherten Angst.

Dazu braucht das Nervensystem jetzt die Bereitschaft der Klientin, dieses Geschehen offen und ohne Bewertung zu erfahren. Es braucht eine achtsame Hinwendung zu dem körperlichen Prozess, der sich gerade ohne ihr weiteres Zutun abspielt. Von Zeit zu Zeit orientieren wir uns durch ein kurzes Gespräch, wie sie sich gerade erlebt, um dann wieder in das Spüren einzutauchen.

Somatic Experiencing ist reine Achtsamkeit

Dieses Vorgehen ist Achtsamkeit pur. Obwohl wir meist äußerlich still dasitzen, ist im Körper dabei ganz viel in Bewegung. Jahrelang, nicht selten jahrzehntelang, eingefrorene Energie kann sich lösen. Dabei beginnen möglicherweise plötzlich die Beine zu zittern, oder eine Welle von Hitze oder Angst schwappt hoch. Wir bleiben achtsam dabei und erleben, wie die aufgewirbelte Energiewelle allmählich immer weiter abebbt und erst im Körper und dann auch in Gedanken und Gefühlen Raum für Neues entsteht. Das ist für viele Menschen eine neue Erfahrung.

Ein urteilsfreies, offenes, neugieriges Spüren in den Körper und das Verfolgen der reinen Körperempfindungen, ohne sie analysieren oder erklären zu wollen, ist reine Achtsamkeit. Wenn man diese Erfahrung öfter macht, beginnt sich die Fähigkeit zur Wahrnehmung seiner selbst zu erweitern. Am Anfang ist es vielleicht ungewohnt, parallel zu einem Gespräch darauf zu achten, was gerade im eigenen Körper geschieht. Mit der Zeit wird das aber immer leichter und natürlicher.

Sich spüren heißt auch: *bei sich sein*, die eigenen Bedürfnisse wahrnehmen, eigene Grenzen bemerken und so einen roten Faden für Entscheidungen bekommen. Es bedeutet, ein schlechtes Gefühl nicht mehr zu übergehen, sondern nachzuspüren, was es mir sagen will und wo ich noch einmal hinschauen kann. Vielleicht ist es ein Zeichen dafür, dass ich noch Zeit brauche, bis ich eine Entscheidung treffe, bei der ich dann ein gutes Gefühl habe – auch und vor allem im Körper.

Eine wichtige Voraussetzung für Achtsamkeit

Ein intensiver SE-Prozess braucht eine Atmosphäre des Vertrauens und des Gehaltenseins. Und damit sind wir bei einer wichtigen Voraussetzung für Achtsamkeit.

Schauen wir uns an dieser Stelle noch einmal die Stress-Skala von 0 bis 10 an. Bis 7 haben wir den grünen Bereich und darüber den roten Bereich, den ich »Notfallmodus« nenne. Im roten Bereich haben wir keine Aufmerksamkeit frei, um achtsam zu sein. Dazu ist es gerade zu »gefährlich«, unser Nervensystem rüstet uns für Kampf oder Flucht.

Unter Stress kann man nicht achtsam sein. Eines der Kennzeichen von Stress ist eine eingeschränkte Wahrnehmung, eine Art Tunnelblick. Man ist auf »Notfall« ausgerichtet, sei es, dass man unbedingt die Bahn erreichen, die Kinder rechtzeitig von der Schule abholen oder pünktlich zu einem wichtigen Termin kommen will. Alles, was diesem Ziel im Augenblick nicht dient, wird ausgeblendet.

Und wie sieht es im grünen Bereich aus? Hier gilt zunächst der Grundsatz: Je niedriger wir auf der Skala stehen, desto sicherer fühlt es sich für uns an, und je höher, desto unsicherer.

Ich möchte den grünen Bereich daher noch einmal unterteilen. Von 0 bis 3 ist der *Bereich der inneren Achtsamkeit*, denn hier fühlen wir uns sicher. Über 3 ist der *Bereich der erhöhten Wachsamkeit*. Hier geht ein Teil unserer Aufmerksamkeit nach draußen, um zu prüfen, ob wir noch in Sicherheit sind.

> Achtsamkeit braucht Sicherheit. Nur wenn wir uns sicher fühlen, können wir achtsam sein.

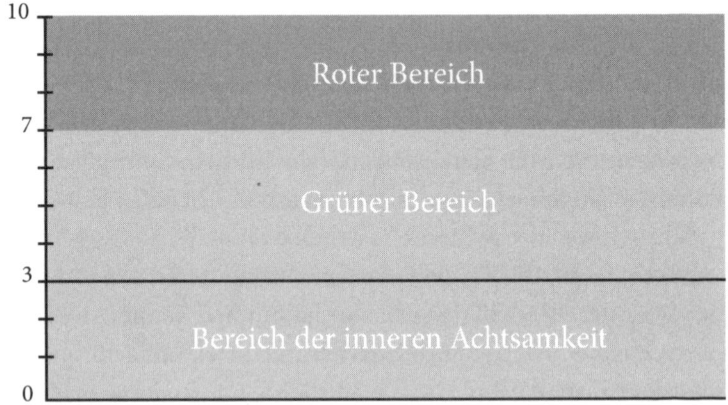

Abb. 2: Bereich der inneren Achtsamkeit auf der Stress-Skala von 0 bis 10

Sicherheit in einer SE-Sitzung

Wenn sich in einer SE-Sitzung alte Spannungen lösen, entsteht im Körper zunächst ein Gefühl von Gefahr, und man gerät leicht in höhere Bereiche der Stress-Skala. Hier sind dann die äußere Sicherheit einer vertrauensvollen therapeutischen Beziehung und das Gefühl des Aufgehobenseins bei einer Therapeutin notwendig, die ähnliche Prozesse aus eigener Erfahrung kennt und sie daher nicht nur kompetent und sicher, sondern auch empathisch und liebevoll steuern kann.

Zum Beispiel kann sich Herzklopfen bedrohlich anfühlen. Man fixiert sich darauf und bekommt Angst. Vielleicht denkt man gleich an einen bevorstehenden Herzinfarkt, und dieser Gedanke verstärkt die Angst und dann das Herzklopfen. Es bedarf einer Therapeutin, die dieses automatische Muster unterbricht, die Aufmerksamkeit des Klienten aus der Fixierung befreit und weiter ausdehnt. Beispielsweise kann er sich auf andere Bereiche im Körper konzentrieren, die sich angenehmer anfühlen, auf das Gefühl von Geerdetsein im Sessel oder auf die äußere Umgebung und den Kontakt mit der Therapeutin. Durch das Wiederherstellen von Sicherheit ist wieder achtsames Spüren möglich, und der im Körper in Gang gekommene Prozess kann weitergehen. Sicherheit herzustellen, kann auch bedeuten, sich zu Beginn einer Sitzung viel Zeit zur Orientierung, zum »Ankommen« zu geben, dafür zu sorgen, dass kein Licht blendet, es nicht zieht, Position und Abstand der Sessel zueinander als angenehm und sicher empfunden werden. Sind all diese Voraussetzungen gegeben, ist der Raum für Achtsamkeit frei.

Grenzen wiederherstellen

Wir brauchen im Leben klare Grenzen. Sie sind ein Schutz, ohne sie fühlen wir uns nicht sicher. Bei einem Trauma werden

Grenzen auf mehreren Ebenen verletzt. Das verursacht ein Gefühl von Unsicherheit und Schwäche oder, wie es eine Klientin ausdrückt: »Seit dem Unfall nehme ich alles viel eher persönlich.«

Mit SE kann man verletzte Grenzen wiederherstellen und sie körperlich spüren. Das geschieht auf drei Ebenen:

- als Gefühl für die eigene Körpergrenze,
- als Gefühl für unseren persönlichen Raum,
- als Gefühl von Sicherheit im Körper, die eigenen Grenzen schützen zu können.

Verletzte Grenzen

Um nach außen Grenzen setzen zu können, müssen wir erst einmal wahrnehmen, wenn sie überschritten werden, und dann dazu in der Lage sein, ein klares Nein zu äußern. Wir brauchen zuerst ein Gefühl für intakte Grenzen *in uns*, um sie *nach außen* setzen zu können.

Beides ist nicht so einfach, wenn die eigenen Grenzen in traumatischen Erlebnissen verletzt wurden. Werden die Grenzen erneut überschritten, rutscht man leicht in eine alte traumatische Erfahrung hinein und kann dann eben nicht reagieren. Wir dürfen nicht vergessen, dass der Körper in Lebensgefahr den Verstand und das Sprachzentrum abschaltet. Wird ein altes Trauma getriggert, geht man leicht erneut in einen Zustand der Erstarrung. Dann bleiben einem die Worte weg, und man ist auch sonst nicht in der Lage, die eigenen Grenzen zu verteidigen.

Das Gefühl für die eigene Körpergrenze

Unsere Körpergrenze ist die Haut. Die Haut als unsere Körpergrenze zu spüren, gibt Halt und Sicherheit. Wurde diese Grenze verletzt, fühlen wir uns vielleicht »dünnhäutig« oder sogar »wie rohes Fleisch«, als hätten wir gar keine Haut, keine Schutzschicht mehr.

Als ersten Schritt können wir unseren ganzen Körper mit seinen Grenzen bewusst wahrnehmen. Das geht gut mit der Übung »Sich bewusst erden« auf Seite 237. Dabei spüren wir das Gewicht unseres Körpers in Verbindung mit dem Boden, der Sitzfläche, der Rückenlehne. Alle dabei entstehenden Körperempfindungen werden in unserem Gehirn in der sogenannten Insula zusammengesetzt zu der Körperwahrnehmung »Das sind meine Grenzen«.

Als Nächstes können wir uns darauf konzentrieren, unsere Haut direkt zu spüren, zum Beispiel durch eine Klopfübung. Man beginnt mit einer Hand, sieht sie bewusst an, sagt »Dies ist meine Hand« und klopft mit der anderen Hand sanft erst die Handinnenfläche und dann den Handrücken ab. Dabei nimmt man genau wahr, wie sich das anfühlt, eher warm oder kalt, eher taub oder kribbelig usw. Danach macht man mit den Armen weiter und geht durch den ganzen Körper.

Wer mehr über diese und weitere Körperwahrnehmungsübungen nachlesen möchte, dem sei Peter Levines Buch *Vom Trauma befreien* empfohlen.

Das Gefühl für unseren persönlichen Raum

Die meisten Menschen finden es nicht angenehm, in einem vollen Fahrstuhl mit anderen Menschen eng zusammengedrängt zu stehen. Man ist einander zu nah. Man ist froh, wenn man wieder draußen ist und freien Raum um sich hat.

Wir alle haben einen persönlichen Raum, eine Art Hoheitsgebiet. Hier bestimmen wir, was mit uns geschieht. Dieser Raum kann allerdings, wie im Fahrstuhl, vorübergehend flexibel an die Situation angepasst werden. Notfalls ziehen wir dann unsere Grenzen ganz nah an uns heran. Sobald es vorüber ist, dehnen wir sie wieder aus.

Probieren Sie es selbst mit einem guten Freund aus, die Grenzen für Ihren Raum zu erforschen. Stellen Sie sich in einigen Metern Entfernung einander gegenüber. Bitten Sie Ihren Freund nun, ganz langsam und mit kleinen Schritten auf Sie zuzugehen. Ihr Körper wird Ihnen genau signalisieren, bis zu welcher Distanz Sie sich noch wohlfühlen. Wie spüren Sie, wenn es Ihnen zu eng wird? Ist da eine leichte Aufregung oder ein Herzklopfen?

Hier ist im Augenblick Ihre Grenze erreicht. Sagen Sie »Halt!« und bitten Sie Ihren Freund, einen Schritt zurückzugehen, damit sich Ihr Körper wieder entspannen kann. Sie können auch zu ihm sagen: »Das ist meine Grenze. Du darfst erst dann weitergehen, wenn ich dich dazu einlade.« So können Sie mit Ihren Grenzen experimentieren und erfahren, wie es sich für Sie anfühlt, Ihren persönlichen Raum mit seinen Grenzen zu respektieren und das klar nach außen hin zu signalisieren.

Sicherheit, die eigenen Grenzen schützen zu können

Eine gesunde Aggression dient der Markierung von Grenzen. Wenn es notwendig ist, kann man sich verteidigen. Das ist ein natürlicher Mechanismus im Körper, der sich anfühlt wie *»Ich kann«*.

Haben wir dagegen die Erfahrung gemacht, dass wir bei einem Trauma erstarrten und uns nicht verteidigen konnten, und konnten wir diese Ladung anschließend nicht abbauen, dann kann es sein, dass wir das Körpergefühl und die Überzeugung *»Ich kann mich nicht wehren«* verinnerlicht haben.

In Somatic Experiencing arbeiten wir mit Abgrenzungsgesten. Manchmal entstehen diese spontan. Eine Klientin erzählt etwas und macht unbewusst eine abwehrende Geste, wie um sich jemanden vom Leib zu halten. Diese Bewegung greifen wir dann auf und bitten die Klientin, sie ganz langsam auszuführen und zu spüren, was dabei noch im Körper geschieht. Eine solche Geste bewusst auszuführen, kann unglaublich erleichternd sein. Das Nervensystem kommt dabei zur Ruhe.

Während die Erregung abklingt und der Körper seine Bereitschaft zur Abgrenzung verinnerlicht, kehren die Grenzen zurück.

»Ich hatte einen Traum«, erzählt eine Klientin. »Ich komme in ein Zimmer. Dort steht ein fremder Mann. Ich sehe ihn, und sofort kicke ich mit dem rechten Bein in die Luft. Dabei kicke ich meine Decke weg und wache davon auf.« Ihr Körper hat ihr mitgeteilt, dass ein gesunder Impuls zu kämpfen wieder da ist.

Im Körper zu Hause sein

Viele Menschen haben nicht wirklich eine Beziehung zu ihrem Körper. Er soll vor allem funktionieren, Leistung bringen und bestimmten Attraktivitätsmaßstäben entsprechen. Tut er das nicht vor Natur aus, muss er darauf getrimmt werden, durch Diäten, im Fitnessstudio, durch Schönheitsoperationen.

Doch unser Körper bietet uns ein Geschenk an. Wenn wir ihn spüren, seinen Botschaften lauschen und in ihm zu Hause sind, kommen wir in Kontakt mit uns selbst und mit unserer Kraft. Dazu brauchen wir nur eins: unsere Aufmerksamkeit.

Körpergefühl und Bauchgefühl
Die Körperwahrnehmung entsteht im Gehirn aus unzähligen Informationen, zum Beispiel über die Position von Kopf und Gelenken im Raum, über den Spannungsgrad in den Muskeln und den Zustand des Magen-Darm-Trakts und anderer Organe. In den letzten Jahren sind dabei auch die Faszien, unser Bindegewebe, ins Zentrum der Aufmerksamkeit gerückt. Demnach hängt unsere Körperwahrnehmung auch von der Rückmeldung der Rezeptoren in unseren Faszien ab.

Die Summe all dieser Empfindungen aus unserem Körper signalisiert: *Das bin ich jetzt hier.*

Wie sich unser Körper gerade anfühlt, hat großen Einfluss auf unsere Gedanken und Gefühle. In »Wie im Körper, so im Leben« auf Seite 148 können Sie mehr darüber lesen. Eine besondere Rolle spielt dabei, wie wir unseren Bauchraum wahrnehmen. In unseren Eingeweiden gibt es ein eigenes Nervensystem, das enterische Nervensystem. Seine Fasern sind zu 80 Prozent »afferent«, das heißt, sie laufen zum Gehirn hin und signalisieren dort Sicherheit oder Gefahr. Das bestimmt entscheidend, ob wir uns wohl oder unwohl fühlen. Das sogenannte Bauchgefühl ist also nicht nur eine Metapher. Es existiert tatsächlich.

Gewissheit entsteht im Körper

Und es kann uns bei Entscheidungen helfen. Wir haben zu einer Frage ein gutes oder weniger gutes Gefühl im Bauch und können uns darauf verlassen – wenn wir es spüren können.

Alle sagen, ich soll auf mein Bauchgefühl hören, aber ich hab' keins

Lisa muss sich einer größeren Operation unterziehen und weiß nicht, wie sie sich entscheiden soll. Sie hat sich im Internet ausgiebig informiert und zieht nun immer neue Ärzte zurate. Diese wollen mit verschiedenen Methoden operieren. Dazu kommen noch Überlegungen, wie weit entfernt von zu Hause die Klinik ist, wie sympathisch ihr der Arzt ist, ob er sich Zeit nimmt, ihr Vorgehen und Risiken zu erklären, oder ob er eher »ein Gott« ist, dessen Klinik jedoch auf diese Operation spezialisiert ist. Seit Wochen schiebt sie die Entscheidung auf und wird immer hektischer und ratloser.

»Alle sagen, ich soll auf mein Bauchgefühl hören, aber ich hab' keins«, klagt Lisa.

Es sind zu viele Überlegungen im Raum. Zu viele Möglichkeiten schwirren in ihrem Kopf herum, und dort befindet sich auch ihre ganze Energie. Ihren Körper spürt Lisa gar nicht. Wie soll sie da auf ihr Bauchgefühl hören können?

Zuerst fällt es ihr schwer, sich auf ihren Körper zu konzentrieren. Sie will alles mit dem Kopf steuern. Doch nach einer Weile kann sie sich schließlich darauf einlassen. Am Ende der Sitzung ist sie viel ruhiger.

Zwei Tage später berichtet Lisa, dass sie eine Entscheidung getroffen hat. Sie kann klar dazu stehen und hat ein gutes Gefühl. Am nächsten Tag wird sie ins Krankenhaus gehen, und am Tag darauf ist der OP-Termin. Nach einem Monat hat sie sich überraschend schnell erholt. Sie klingt kraftvoll und optimistisch.

Wenn wir ruhig sind, wissen wir viel eher, was wir wollen. In einem aufgeregten Zustand produziert unser Gehirn so viele verschiedene Gedanken und Vorstellungen, dass wir uns davon leicht verwirren lassen. Wir nehmen unsere Fantasien für bare Münze. Sobald wir zur Ruhe kommen und uns wieder spüren, bekommen wir Zugang zu den tieferen Informationen aus unserem Bauchgefühl.

Der Körper als Verbündeter

Für Menschen mit einer Traumageschichte ist der Körper eher zu einem Gegner, als zum Freund geworden. Er fühlt sich aufgeregt an und nicht sicher oder ist eine Quelle von Schmerz oder Hilflosigkeit. Mit SE kann man neue Erfahrungen machen und den Körper auch von einer anderen Seite kennenlernen.

Bei Stress steigt die Anspannung im Körper, und die Muskulatur zieht sich zusammen, das heißt, der Sympathikus ist aktiv. Lässt der Stress nach, wird es weiter im Körper, die Muskulatur entspannt sich. Jetzt ist der Parasympathikus aktiv. Das ist das normale Wechselspiel im autonomen Nervensystem – Zusammenziehen und Ausdehnung. Beides gehört zum Leben, und man kann das eine nicht ohne das andere haben.

Oft erlebt man vor allem den Sympathikus mit starker Anspannung im Körper. Doch die andere Seite, die des Parasympathikus, ist auch noch da, wenn auch etwas verschüttet. Sie wird meist nicht mehr wahrgenommen.

Mit SE lernt man, Momente nachlassender Spannung nicht unbemerkt vorübergehen zu lassen, sondern ihnen Aufmerksamkeit zu schenken und sie dadurch zu verstärken. Die neue Erfahrung ist: Mein Körper zieht sich zwar zusammen bei Stress, aber er kann sich auch wieder ausdehnen. Bei jedem Mal wird die Ausdehnung ein wenig weiter, und es fühlt sich leichter an.

So verändert sich das Bild vom eigenen Körper positiv. Das enge, unangenehme Gefühl ist kein Dauerzustand. Man weiß, der Körper kann auch anders. Er hat die Fähigkeit, sich selbst zu regulieren. Mehr dazu finden Sie in »Selbstregulation wieder erlernen« auf Seite 57. Der Körper wird wieder mehr zum Verbündeten.

Ich bin das alles

»Ich spüre wieder, dass ich nicht einen Körper habe, sondern dass ich mein Körper bin«, beschreibt es ein Klient. »Ich kenne beides, das Gefühl, einen Körper zu haben, der mir zu schaffen macht mit Rückenschmerzen oder brennenden Augen. Dann bin ich im Kopf, und an mir ist noch dieses Anhängsel von Körper. Ich kenne jetzt auch das Gefühl, mein Körper zu sein. Es fühlt sich ganz an. Es fühlt sich an der einen Stelle leicht und warm an, an einer anderen angespannt, an wieder einer anderen kraftvoll, und ich bin das alles.«

Zurück in den Flow

Mit Flow meine ich hier
- den pulsierenden Fluss der Lebensenergie im Körper und
- das Gefühl, im Lebensstrom mitzufließen.

Rhythmen in der Natur

Die Natur ist voller Rhythmen: Tag und Nacht, die Jahreszeiten, Ebbe und Flut usw. Auch im menschlichen Körper wird das Gleichgewicht durch Rhythmen aufrechterhalten: Anspannung und Entspannung, Sympathikus und Parasympathikus, Schlafen und Wachsein, Systole und Diastole, Nahrungsaufnahme und Ausscheidung, Geborenwerden und Sterben, der Monatszyklus der Frau, Insulin und Glukagon als Gegenspieler, Krankheit und Gesundheit und viele weitere.

Unser emotionales Erleben verläuft in Rhythmen wie Freude und Traurigkeit, Glück und Schmerz, Außenorientierung und Innenschau, Nähe und Distanz. Zum natürlichen Lebensfluss gehört es, mit all diesen Rhythmen mitzuschwingen.

Am Puls des Lebens

Den Ausdruck »am Puls des Lebens« verwendet man gern für Großstadttreiben, für Orte, an denen viel los ist, wo viele Menschen unterwegs und geschäftig sind. Doch gerade in der Stille, zum Beispiel in der Natur, wenn wir sie mit allen Sinnen erfahren, können wir uns nah am Puls des Lebens fühlen.

Auch in Gesundheitsberufen, zum Beispiel als Hebamme oder Osteopath, ist man ganz nah dran am Puls des Lebens. Eltern sind es, die miterleben, wie ihr Baby aufwächst, mit welcher unglaublichen Energie es um jeden einzelnen Entwicklungsschritt ringt und wie stolz es ist, wenn es ihn geschafft hat. Und natürlich ist man es überall dort, wo das Leben pulsiert – das erfährt jeder Mensch auf seine Art.

Der Puls des Lebens im Körper
Auch in unserem Körper gibt es einen Puls des Lebens. Wir spüren ihn vielleicht, wenn wir Musik hören oder wenn wir selbst mit Hingabe musizieren. Er wird erfahrbar in einer erfüllenden Sexualität, bei liebevollen, achtsamen Berührungen, beim Tanzen, beim Yoga und in vielen anderen Lebenssituationen.

In der chinesischen Tradition schließt man sich beim Tai-Chi oder Qigong durch langsame, achtsame Bewegungssequenzen an diesen Puls an. Tai-Chi beschreibt das Prinzip der Polarität von Yin und Yang in der chinesischen Philosophie. Der Sinn dieser Übungen ist es, sich als einen Teil der Natur zu erleben. Man spürt das Qi, die Lebensenergie, durch den Körper strömen.

Ein Gefühl von Lebendigkeit
Allen diesen Erfahrungen gemeinsam ist ein Gefühl von Lebendigkeit. Dieser Puls ist in jedem von uns. Wenn wir nach innen horchen, können wir ihn spüren. Pulsieren heißt, sich ausdehnen und zusammenziehen. Das ist das Wesen alles Lebendigen.

»Haben Sie schon einmal dem Klang des Lebens unter Ihrer Haut nachgespürt?« fragt Anne D. LeClaire in ihrem wunderbaren Buch *Die Entdeckung des Schweigens.*

In der Arbeit mit Somatic Experiencing dreht sich alles um diesen Puls und wie man ihn im Körper von innen spürt – mal schneller, mal langsamer, mal hektisch aufgeregt, dann wieder zur Ruhe kommend und fließend. Bei einem Trauma bleibt der Grundrhythmus des menschlichen Organismus, *sich zusammenziehen – ausdehnen*, im zusammengezogenen Zustand stehen. Dann suchen wir nach Wegen, wie er sich nach und nach ausdehnen kann, damit der Körper wieder natürlich pulsieren kann.

Der Lebensstrom

Das Somatic-Experiencing-Modell arbeitet mit dem Bild des Lebens als einem Fluss, in dem unsere Lebensenergie im Idealfall kraftvoll und friedlich dahinströmt. Unsere Körpergrenze ist das Ufer.

Wird nun plötzlich durch ein Unwetter – ein Schocktrauma – die Uferbefestigung an einer Stelle zerstört, fließt das Wasser bzw. die Lebensenergie in dieses Loch und zweigt sich vom Lebensstrom ab. Es entsteht ein »Traumastrudel« mit einem Sog. Kommt man dieser gefährlichen Stelle zu nahe, wird man hineingezogen und durchlebt das Trauma erneut.

Ein Teil der Lebensenergie steht nun nicht mehr für eine aktive Lebensbewältigung zur Verfügung. Um nicht noch weiter in den Sog hineingezogen zu werden, meidet man die Nähe zu dieser Stelle und schränkt sein Leben immer mehr ein. Der Lebensfluss wird schmaler. Mit der verbleibenden Energie muss man seinen Alltag bewältigen. Das Leben wird anstrengend.

Glücklicherweise entsteht gleichzeitig zu diesem Traumastrudel auch ein Gegenpol. Wir nennen ihn den »Heilungsstrudel«. Und in diesem Naturphänomen liegt die Chance, die fehlgeleitete Energie wieder in den Lebensfluss zurückzuholen.

Den Selbstheilungsprozess aktivieren

Zusammen mit unseren Klienten bringen wir einen Selbstheilungsprozess in Gang. Dabei berücksichtigen wir ein Grundgesetz in der Natur: Energie kommt durch gegensätzliche Polaritäten ins Fließen und gleicht sich aus. Unsere Lebensenergie fließt nach denselben Gesetzen wie elektrischer Strom: Solange positiver und negativer Pol – in diesem Fall Traumastrudel und Heilungsstrudel – getrennt sind, fließt kein Strom. Erst wenn die beiden Pole miteinander in Kontakt kommen, entsteht Elektrizität. Energie braucht beide Pole, um dynamisch zu werden.

Doch wie finden wir Zugang zum Heilungsstrudel? Durch unsere immer auch vorhandenen Ressourcen. In der Ressourcenenergie liegt der Gegenpol zu der im Traumastrudel gebundenen Energie. Wir müssen nach der passenden Ressource suchen und so die beiden Pole zusammenbringen. Nun beginnt der Körper, zwischen den beiden Polen hin- und herzupendeln. Dabei wird jedes Mal etwas Energie aus dem Trauma abgetragen und wieder in den Lebensstrom zurückgeführt. Wie das in der Praxis aussehen kann, können Sie in »Ressourcen – Schlüssel zur Heilung« auf Seite 123 nachlesen.

Ist dieser Prozess einmal in Gang gebracht, läuft er von selbst weiter. Wir müssen nichts mehr tun, wir brauchen nur noch zu *lassen*, das heißt beobachten, wahrnehmen und erleben. Manchmal voller Ehrfurcht vor der Natur.

Wie eine schwangere Nachbarin, die auf meine Frage: »Wie geht es Ihnen?« nur glücklich »Gut!« antwortete und dann mit einem satten Gefühl hinzufügte: »Es geschieht von ganz alleine.« Im Flow.

Glücklich ohne Grund

Wann waren Sie zum letzten Mal glücklich? Was hat Sie glücklich gemacht? Wann ließ das Gefühl wieder nach und warum? Kennen Sie Glücklichsein ohne Grund?

Glücklich, weil …

Glück wird häufig an den Besitz materieller Dinge und an äußere Umstände geknüpft. Die Werbung verspricht uns, dass wir glücklicher würden, wenn wir bestimmte Produkte kaufen. Doch tatsächlich hält dieses »Glück« nicht lange vor. Schon bald kommt der nächste Wunsch und mit ihm wieder die Unzufriedenheit. Es ist niemals genug. Je mehr wir uns auf unsere

Bedürfnisse fixieren, desto mehr entsteht ein Gefühl des Mangels.

Laut Umfragen bezeichnen sich rund 30 Prozent der Bevölkerung als glücklich. Die Glücksforschung zeigt, dass jeder Mensch einen bestimmten Glückspegel hat, zu dem er immer wieder zurückkehrt, relativ unabhängig von den Lebensumständen. Sind die Grundbedürfnisse einmal gedeckt, verändert sich diese Zahl auch mit zunehmendem materiellem Wohlstand nicht.

Glück ist nicht käuflich. Unsere tiefsten Bedürfnisse werden durch materielle Dinge nicht befriedigt.

Glücklich, wenn …

Andererseits wird das Glücklichsein oft an Bedingungen festgemacht und in die Zukunft verschoben. Glücklich ist man dann, wenn man endlich den Traumpartner gefunden hat, zehn Kilo abgenommen hat usw. Ratgeber suggerieren uns, Glück sei machbar, *wenn* man nur bestimmte Ratschläge befolgt, positiver denkt usw.

Wer das bereits vergeblich versucht hat, weiß, es ist ein Mythos. Wir können uns noch so sehr anstrengen und uns selbst optimieren – es trägt nicht dauerhaft zu unserem Glück bei. Vorübergehend ist man vielleicht euphorisch, wenn man ein Ziel erreicht hat, aber dieser Zustand hält nicht an. Sobald man sich mit anderen vergleicht, findet man garantiert jemanden, der noch toller ist. Das Glück, das man angeblich durch Selbstoptimierung erreichen kann, wird überschätzt.

Glücklich, obwohl …

»Traumaheilung« bedeutet: Traumatische Erfahrungen werden zu einem Teil der eigenen Lebensgeschichte. Es bleiben Narben, und es bleibt das Wissen um die eigene Verwundbarkeit. Das Leben ist nicht mehr selbstverständlich. Es wird als etwas Kostbares erlebt, das es wert ist, genutzt und gestaltet zu werden. Man fragt sich: »Was ist wirklich wichtig in meinem Leben?« und ordnet seine Werte und Prioritäten neu. Manche Menschen gehen noch einmal ganz neue Wege und engagieren sich für etwas, das ihrem Leben Sinn gibt. Sie erleben sich bewusst in ihrer Kraft, die ihnen geholfen hat, das Trauma zu überstehen, und beziehen daraus Selbstvertrauen und Lebenswillen.

Ihre Notfallstrategien sind zu ihren größten Ressourcen geworden. Zum Beispiel, wenn ein Kind in einer emotional kargen oder unbeständigen Familie verstärkt seinen Intellekt ausbildet und sich später zu einer brillanten Wissenschaftlerin entwickelt. Oder wenn Jessica (»Migräne und das Brotmesser«, Seite 196) in die Welt der Bücher flüchtet, um zu überleben, und schließlich Archivarin wird. Oder wenn jemand eine Fürsorglichkeit und Empathie entwickelt, die er oder sie selbst nie erfahren hat, und später einen helfenden Beruf ergreift.

Glück ohne Grund

Erstaunlicherweise liegen in der SE-Arbeit Momente von Trauma und tiefem innerem Frieden ganz nah beieinander. Immer wieder erlebe ich, dass in einer Sitzung eine Atmosphäre von Stille und tiefem innerem Frieden entsteht. Der Spannungspegel sinkt auf 2, 1 oder 0. Der Verstand wird still. Es gibt kein Bewerten. Es ist ein Zustand, in dem man nichts will, nichts braucht, nichts muss. Ein Zustand ohne Worte, im Einklang mit sich und der Welt.

Die Wahrnehmung wird klar. Auf einmal erkennen wir Details, die wir vorher nicht wahrgenommen haben. Die Konturen werden scharf, das Bild wird räumlich. Wir sehen Schönheit auch dort, wo keine ist, weil wir nicht bewerten.

Glück ohne Grund ist ein nach außen stiller und nach innen höchst wacher und lebendiger Zustand. Körpereigene

Glücksbotenstoffe sind aktiv. Ein Empfinden von Dankbarkeit und Liebe ist da, Liebe auf einer existenziellen Ebene, und ein Gefühl von Verbundenheit mit etwas Größerem. Eine Klientin beschreibt es so:

»Mein Herz beginnt zu leuchten.«

Somatic Experiencing als Chance

In SE-Sitzungen kann man spüren, dass der Körper die ganze Lebensgeschichte gespeichert hat, mit allen dazugehörigen Gefühlen. Es ist erstaunlich, was dabei alles auftauchen kann, zum Beispiel lange im Körper festgehaltene Angst oder Wut, aber auch eine unbändige Lebenskraft. Immer wieder gibt es neue Überraschungen, zum Beispiel eine Freude im Körper, die sich anfühlt wie die Freude des kleinen Kindes, wenn die Mutter kommt.

SE ist mehr als eine Methode zur Bewältigung von Stress und Trauma. Es ist ein Weg hin zur eigenen Kraft. Innere Ressourcen werden erschlossen und körperlich gespürt, und es entsteht ein neues Gefühl für die eigenen Stärken.

Diese neuen Erfahrungen werden ebenfalls ein Teil der im Körper gespeicherten Lebensgeschichte. Tief berührende Momente von Glück ohne Grund bauen eine innere Basis auf, die trägt. Etwas Neues wächst, eine körperlich spürbare Sicherheit, das Leben gestalten zu können.

Wenn Sie neugierig geworden sind, was Ihnen Ihr Körper zu sagen hat und wie Sie ihm mit Somatic Experiencing noch einmal ganz neu zuhören, legen Sie am besten alle Erwartungen beiseite, was dabei geschehen sollte. Ihre Sitzungen werden mit Sicherheit anders verlaufen als alle Beispiele, die ich hier beschrieben habe. Gehen Sie ganz frisch und offen in diese Erfahrung.

Ihr Körper spricht seine einzigartige Sprache. Er erzählt Ihnen Ihre Lebensgeschichte noch einmal neu. Es ist eine Sprache ohne Worte. Sie werden sie immer besser verstehen. Ich bin sicher, Sie werden überrascht sein, was noch alles in Ihnen steckt.

Selbsthilfe: Jetzt-Übung

Zum Abschluss stelle ich Ihnen eine Übung zur Selbstwahrnehmung vor: die Jetzt-Übung. Sie kann Ihnen helfen, ganz in den gegenwärtigen Augenblick und mit sich selbst in Verbindung zu kommen.

Die Jetzt-Übung

Nehmen Sie sich ein paar Minuten Zeit für sich und machen Sie es sich bequem. Dann sagen Sie zu sich selbst: »Jetzt …«, lassen sich Zeit und vollenden den Satz mit dem, was Sie in diesem Augenblick gerade wahrnehmen. Es kann ein Gedanke, eine Emotion, eine Körperempfindung sein. Vielleicht wird Ihre Aufmerksamkeit gerade von einem Bild, einem Geräusch oder Geruch angezogen. Hier einige Beispiele:

- »Jetzt … höre ich draußen einen Vogel singen.«
- »Jetzt … denke ich an das Abendessen.«
- »Jetzt … fühle ich mich aufgeregt.«
- »Jetzt … sehe ich das Bild an der Wand.«
- »Jetzt … merke ich, dass ich tiefer atme.«

Machen Sie damit weiter und integrieren Sie alles, was kommt. Wenn Sie müde werden und gähnen, sprechen Sie es aus: »Jetzt … werde ich müde und gähne«, nehmen Sie es einen Augenblick lang wahr und gehen Sie dann zum nächsten »Jetzt …«.

Fahren Sie mit dieser Übung fort, bis Sie ganz in der Gegenwart und gut bei sich angekommen sind.

WEITERE INFORMATIONEN

Literaturtipps

Alberti, Bettina: *Seelische Trümmer. Geboren in den 50er- und 60er-Jahren: Die Nachkriegsgeneration im Schatten des Kriegstraumas.* München: Kösel 2010

Heller, Laurence / LaPierre, Aline: *Entwicklungstrauma heilen: Alte Überlebensstrategien lösen – Selbstregulierung und Beziehungsfähigkeit stärken.* München: Kösel 2013

Huber, Michaela: *Trauma und die Folgen. Trauma und Traumabehandlung, Teil 1.* Paderborn: Junfermann 2003

Huber, Michaela: *Ressourcium. 99 Fragekärtchen zu positiven Erinnerungen.* Köln: KIKT-TheMa

Huber, Nicole: *Kopf-Sprung.* Herzogenrath: Shaker Media 2012

Levine, Peter A.: *Sprache ohne Worte.* München: Kösel 2010

Levine, Peter A.: *Trauma-Heilung. Das Erwachen des Tigers.* Essen: Synthesis 1998

Levine, Peter A.: *Vom Trauma befreien.* München: Kösel 2007

Miller, Alice: *Das Drama des begabten Kindes.* Frankfurt: Suhrkamp 1979

Müller-Münch, Ingrid: *Die geprügelte Generation.* Stuttgart: Klett-Cotta 2012

Parker, Catherine / Selvam, Raja / Doctor, Ronald M.: *Somatic Therapy Treatment Effects with Tsunami Survivors.* Traumatology, Vol. 14, No. 3, September 2008

Parlow, Georg: *Zart besaitet: Selbstverständnis, Selbstachtung und Selbsthilfe für hochempfindliche Menschen.* Wien: Festland 2006

Porges, Stephen W.: *Die Polyvagal-Theorie.* Paderborn: Junfermann 2010

Possemeyer, Ines: *Das Gedächtnis des Körpers.* GEO Magazin 2, 2013

Rothschild, Babette: *Der Körper erinnert sich.* Essen: Synthesis 2002

Siegel, Daniel J.: *Wie wir werden, die wir sind.* Paderborn: Junfermann 2006

Storch, Maja / Cantieni, Benita / Hüther, Gerald / Tschacher, Wolfgang: *Embodiment. Die Wechselwirkung von Körper und Psyche verstehen und nutzen.* Bern: Huber 2010

DVD-Tipp

Levine, Peter A. / Hart, Susan: *Das Somatic Experiencing-Modell.* 2 Seminare auf den 1. Zürcher Traumatagen, Juli 2009. 3 DVDs. Müllheim-Baden: Auditorium Netzwerk 2011

Somatic Experiencing im Internet

Somatic Experiencing Deutschland e.V.:
www.somatic-experiencing.de
Somatic Experiencing Schweiz:
www.se-ch.com
Somatic Experiencing (SE) – Austria:
www.somaticexperiencing.at
European Association for Somatic Experiencing:
www.se-europe.info
Somatic Experiencing Trauma Institute:
www.traumahealing.com

DANK

Wir alle stehen auf den Schultern von Riesen. Das habe ich beim Schreiben dieses Buchs immer von Neuem dankbar empfunden.

Vor allem danke ich Dr. Peter Levine, der sein Leben der Erforschung und Behandlung von Stress und Trauma gewidmet hat. Sein großes Verdienst ist es, dass er mit Somatic Experiencing (SE) die körperliche Dimension in die Traumatherapie eingebracht hat.

Ich danke meinen SE-Lehrern Elfriede Dinkel-Pfrommer, Heike Gattnar, Dr. Raja Selvam, Dr. Laurence Heller, Diane Poole-Heller, Elisabeth Schneider-Kaiser und Andre Jacomet. Von ihnen habe ich neben den Grundlagen auch ihre Spezialisierungen erlernt, eine SE-gemäße Sprache, Bindungsthemen, Entwicklungstrauma, Arbeit mit Sucht und inneren Konflikten. Sie sind mir ein großes Vorbild, und ich freue mich auf weitere Fortbildungen.

Ich danke Madita Kristina Klafke, Cécile Ziemons Selvam, Adina Julia Steinrücke, Bernd Drewes und Anne Janzen, dass ich mit ihnen lupenreines SE erfahren konnte.

Ich danke meinen Klienten für ihr Vertrauen. Aus unseren Gesprächen ist das Konzept zu diesem Buch entstanden. Viele beeindruckende SE-Sitzungen mit ihnen haben es mir ermöglicht, immer tiefer in die Materie »Trauma« einzusteigen.

Ich danke Marita Blauth, Daniela Krzemkowski-Euler, Anya Lange, Martina Mehmke, Silke Pallmann-Engelbrecht, Ilse Petri-Stuppardt, Andreas Renger, Barbara Saesseli, Jelena Stuppardt und Christel Schlör für den anregenden und bereichernden Austausch zu diesem Buch.

INHALT